El gran libro de la enfermedad de Alzheimer

Querido lector

Sólo unos pocos meses antes de comenzar a escribir *El gran libro de la enfermedad de Alzheimer,* mi madre falleció tras cinco meses con leucemia aguda. Pensé constantemente en ella mientras escribía este libro. Ella no quería ser una carga para nadie, pero agradeció mucho que tres de sus cuatro hijas hubieran podido pasar varios meses de precioso tiempo con ella. Aunque le tomó tiempo, llegó a comprender el regalo que nos daba al permitirnos cuidarla, así como ella nos había cuidado muchos años atrás. Ese tiempo que pasamos con ella sigue siendo tan valioso que ayuda a mitigar el dolor de su ausencia.

Mientras escribo esta carta, la luz de mi habitación se hace más brillante, como si ella hiciera manifiesta su presencia. En los casos de enfermedad de Alzheimer, recuerden siempre que el ser humano que ustedes conocen y aman está todavía ahí y seguirá estando aún después de la muerte.

CAROLYN DEAN

El gran libro de la enfermedad de Alzheimer

Información confiable y accesible
para los pacientes y sus familias

Carolyn Dean, M.D., N.D.

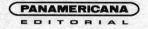
PANAMERICANA
EDITORIAL

Para mi querida madre, Alexandernia Grant Wheeler (Rena), que murió en
septiembre de 2003, cinco meses después de que le diagnosticaran leucemia.

Dean, Carolyn.
   El gran libro de la enfermedad de Alzheimer / Carolyn Dean ;
traductora Rosario Casas Dupuy. -- Bogotá : Panamericana Editorial,
2011.
   272 p. ; 23 cm.
   Título original : The Everything Alzheimer´s Book.
   ISBN 978-958-30-3617-0
   1. Enfermedad de Alzheimer 2. Enfermedad de Alzheimer -
Tratamiento 3. Trastornos de la memoria I. Casas Dupuy, Rosario, tr.
II. Tít.
616.831 cd 21 ed.
   CEP-Banco de la República-Biblioteca Luis Ángel Arango

Editor
Panamericana Editorial Ltda.

Dirección editorial
Conrado Zuluaga

Edición en español
César A. Cardozo Tovar

Traducción
Rosario Casas Dupuy

Diagramación
Claudia Milena Vargas

Diseño de carátula
Diego Martínez

Fotografía de carátula
© Marco Antonio Fdez.-Fotolia.com

Título original: *The Everything® Alzheimer's Book*

Primera edición en Panamericana Editorial Ltda., mayo de 2011

© 2011 Panamericana Editorial Ltda., de la traducción al español
Calle 12 No. 34-30, tels.: (57 1) 3649000
Fax: (57 1) 2373805
www.panamericanaeditorial.com
Bogotá D.C., Colombia

© 2004 F+W Publications, Inc
Adams Media, an F+W Publications Company
57 Littlefield Street, Avon, MA 02322 U.S.A.
www.adamsmedia.com

ISBN: 978-958-30-3617-0

Impreso por Panamericana Formas e Impresos S.A.
Calle 65 No. 95-28, tel.: (57 1) 4302110, fax (57 1) 2763008
Bogotá D.C., Colombia
Quien sólo actúa como impresor.

Impreso en Colombia   *Printed in Colombia*

Contenido

Agradecimientos

Acepté el contrato para escribir *El gran libro de la enfermedad de Alzheimer* sabiendo que debía cumplir con una fecha de entrega increíblemente corta, dado el rígido cronograma de producción impuesto por las máquinas que manejan nuestro mundo.

¡Pero ahí es donde entran los seres humanos y hacen milagros! Quiero expresar mis agradecimientos a todas las personas de Adams Media que contribuyeron a que este libro saliera en un tiempo récord.

También quiero agradecerle a mi mamá, quien me inspiró tanto en los sueños como en pleno día, colmándome de amor incondicional, su último regalo. Al escribir acerca de la devastación mental causada por la enfermedad de Alzheimer, me siento muy afortunada de que mi madre haya estado alerta, ingeniosa e infinitamente sabia hasta el final. Esforzarnos para que nuestros padres se mantengan así es una meta que todos compartimos.

Las 10 formas principales
de prevenir la enfermedad de Alzheimer

1. Aprenda todo lo que pueda sobre la enfermedad y sus causas.
2. Ejercite su mente.
3. Ejercite su cuerpo.
4. Reduzca la ingesta de grasas saturadas.
5. Aumente el consumo de frutas y vegetales antioxidantes.
6. Tome un buen suplemento multivitamínico que contenga el complejo de las vitaminas B.
7. Reduzca el estrés en su vida cotidiana y aproveche las técnicas para la reducción del estrés.
8. Tome al menos los ocho vasos recomendados de agua filtrada al día.
9. Enfrente la vida con una actitud positiva y optimista.
10. Hágase chequeos físicos regulares para prevenir o controlar problemas de tensión o de niveles hormonales.

Introducción

Cuando el ex vicepresidente Dan Quayle cometió su famoso desacierto al afirmar "Qué desperdicio es perder la cabeza", podría haber hablado de la enfermedad de Alzheimer; en realidad, hablaba de la educación, citando erróneamente la famosa frase "es terrible desperdiciar la mente". Pero en el caso de la enfermedad de Alzheimer, sí es un gran desperdicio perder la cabeza debido a los estragos producidos por una enfermedad progresiva sin causa ni tratamiento conocidos. La enfermedad de Alzheimer es un desorden degenerativo que afecta el cerebro y causa demencia. No tiene una causa identificable, no hay un diagnóstico 100% seguro y no existe cura, hasta ahora.

La enfermedad de Alzheimer se ha vuelto tan conocida que las personas de todas las edades le echan la culpa cuando se les olvida algo. Es posible que la enfermedad de Alzheimer haya existido siempre en los ancianos. No obstante, hace dos siglos la vida promedio era de treinta o cuarenta años. En 1900, la edad promedio de los estadounidenses era de cuarenta y nueve años, y por tanto muy poca gente llegaba a la edad necesaria para desarrollar la enfermedad de Alzheimer, la cual aparece generalmente a los sesenta y cinco años. En el siglo XXI, cuando casi el 20% de la población tiene más de sesenta y cinco años, los casos de Alzheimer aumentan rápidamente. La enfermedad de Alzheimer afecta a uno de cada diez hogares en los Estados Unidos y esta cifra va en aumento. El mayor factor de riesgo para dicha enfermedad es la vejez; somos una población en proceso de envejecimiento, en la que cada vez un mayor número de personas está próxima a pensionarse. Pero no debemos pensar que es inevitable que nos dé la enfermedad de Alzheimer.

Para quienes han sido diagnosticados con la enfermedad o son cuidadores de pacientes con Alzheimer, hoy existen muchos tratamientos y apoyos que pueden ayudar a retrasar el avance de la enfermedad y a hacerla más soportable. La enfermedad de Alzheimer no se puede ignorar; la educación al respecto es sumamente importante. La clave en relación con esta enfermedad es ser consciente de los signos de alerta y los síntomas.

Si usted ha tomado este libro en sus manos, debe tener una razón para ello. Quizá un ser querido ha sido diagnosticado con Alzheimer o usted está preocupado porque la memoria le falla. En estas páginas encontrará información valiosísima acerca de la enfermedad, así como de otras condiciones posibles parecidas a la enfermedad de Alzheimer. Algunas de estas condiciones son mucho más tratables, por tanto es muy importante saber exactamente qué pasa en su situación particular.

También es importante obtener un diagnóstico temprano que conduzca a un tratamiento oportuno. En este libro se describen los tratamientos que existen actualmente para la enfermedad de Alzheimer. El saber lo que está disponible le permitirá interactuar mejor con su médico y ser más proactivo durante el tratamiento. El tratamiento temprano puede significar un avance mucho más lento de la enfermedad y un retraso en la aparición de los síntomas más severos. Otro rayo de esperanza es el hecho de que la investigación sobre la enfermedad de Alzheimer avanza a un ritmo impresionante y es muy probable que haya una cura en un futuro no muy lejano. Aquí se describen las nuevas drogas así como novedosas formas de usar las vitaminas, los minerales y el ejercicio, permitiéndole así discutir estas opciones con su médico.

El gran libro de la enfermedad de Alzheimer también incluye la información más reciente acerca de estrategias para el cuidador, tanto para ayudarle al paciente con Alzheimer como para mantener saludable al cuidador. También se incluye una sección de recursos que le permitirá hacer una mayor investigación y encontrar información adicional. Usted se sorprenderá de la cantidad de apoyo que existe para enfrentar esta difícil condición.

Capítulo 1
¿Qué es la enfermedad de Alzheimer?

La enfermedad de Alzheimer es un tipo de demencia de progresión lenta causada por la pérdida gradual de células cerebrales. La enfermedad de Alzheimer interrumpe la comunicación entre las células nerviosas e interfiere con su metabolismo. En consecuencia, las células nerviosas no pueden funcionar, no pueden conectarse y finalmente mueren. Cuando las células nerviosas no pueden transmitir sus señales, falla la memoria, ocurren cambios en la personalidad y es imposible llevar una vida normal.

La enfermedad de Alzheimer: una de las causas de demencia

Demencia es un término general utilizado para describir una enfermedad cuyos síntomas se relacionan con el deterioro de las actividades del pensamiento. Algunos de los síntomas comunes de la demencia son la pérdida gradual de la memoria, las dificultades para juzgar, la desorientación, la dificultad para aprender nuevas tareas o para realizar las ya conocidas y la pérdida de las habilidades del lenguaje. Dado que estos son también síntomas de la enfermedad de Alzheimer, resulta complicado tratar de diferenciar esta enfermedad de la demencia, especialmente porque las personas con demencia también sufren cambios de personalidad y comportamiento tales como agitación, ansiedad, delirio y alucinaciones, los mismos síntomas de Alzheimer.

En conclusión, todas las personas con Alzheimer padecen de demencia pero no todas las personas con demencia padecen de Alzheimer.

En el caso de la enfermedad de Alzheimer, las células cerebrales se ven asfixiadas por depósitos anormales conocidos como placas y ovillos. Otra característica de esta enfermedad es la reducción del tamaño del cerebro. Aunque ya han pasado más de cien años desde que se identificaron las placas y los ovillos, la autopsia es la única forma de hacer un diagnóstico ciento por ciento seguro de Alzheimer. No obstante hay señales de alerta tales como la pérdida de la memoria, la confusión y las dificultades con el lenguaje que pueden llamar la atención sobre un problema en sus inicios. Un diagnóstico de Alzheimer con una seguridad del 90% se realiza mediante la eliminación de diferentes causas de la demencia a través de una serie de pruebas neuropsicológicas bastante acertadas. Una cosa que sí sabemos es que la enfermedad de Alzheimer no es contagiosa y que no se transmite ni se adquiere por el contacto con alguien que padece la enfermedad.

Historia de la enfermedad de Alzheimer

Muchas enfermedades se conocen por el nombre del científico o médico que las descubrió y su nombre no nos dice nada acerca de la enfermedad. La enfermedad de Alzheimer no es ninguna excepción. Fue descubierta en 1907 por el neuropatólogo y clínico alemán Alois Alzheimer, quien fue la primera persona en describir el gradual deterioro mental de una mujer que tenía un poco más de cincuenta años cuando él comenzó a tratarla. Cuando murió, el doctor pudo establecer una relación entre los hallazgos de la autopsia cerebral y los problemas de confusión y memoria de la señora.

Cuando fue admitida en el hospital psiquiátrico del Dr. Alzheimer en 1901, la señora Augusta D. presentaba todos los síntomas de la demencia senil. Su esposo informó que el comienzo de la enfermedad se había caracterizado por episodios de ira, pérdida de la memoria y una confusión creciente. Cuando ya no pudo hacerse cargo de ella, la llevó al hospital.

Dado que tenía apenas cincuenta años, esto significaba que su cerebro había envejecido prematuramente, cerca de treinta años más que su edad cronológica. El Dr. Alzheimer jamás había visto algo semejante y durante los siguientes seis años observó de cerca a la paciente a medida que se deterioraba hasta el punto de no poder abandonar la cama. En retrospectiva, puede afirmarse que la señora Augusta D. padecía Alzheimer de aparición temprana.

Hecho

La enfermedad de Alzheimer de aparición temprana es una rara forma de demencia que ataca a las personas menores de sesenta y cinco años. No hay una razón científica para esta edad de corte puesto que la enfermedad de aparición temprana presenta los mismos síntomas que la de aparición tardía, es decir, la que aparece después de los sesenta y cinco años.

La autopsia de la señora Augusta D.

Cuando la señora Augusta D. falleció en 1907, el Dr. Alzheimer aún no había logrado diagnosticar exactamente su enfermedad y solicitó autorización para realizar una autopsia cerebral. Lo que encontró era tan extraño como su enfermedad. Había depósitos anormales de proteína tanto dentro como fuera de las células nerviosas del cerebro. Le dio el nombre de placas neuríticas a estos depósitos anormales que rodeaban las células nerviosas. Al interior de las células halló fibras retorcidas y deformes a las cuales dio el nombre de ovillos neurofibrilares. Hoy sabemos que esta señora padecía de la enfermedad de Alzheimer de aparición temprana, aunque sus síntomas fueran casi idénticos a los del deterioro de las funciones mentales que en esa época se consideraban normales en la vejez.

Placas y ovillos

Las placas, llamadas también placas seniles, aparecen como resultado de la acumulación de una proteína que se produce normalmente alrededor de las células nerviosas. En el caso de la enfermedad de Alzheimer, esta proteína beta-amiloidea se sigue acumulando. Los síntomas se presentan cuando el exceso de proteína impide que se transmitan señales eléctricas de una célula nerviosa a otra.

Los ovillos aparecen dentro de la célula nerviosa y son el resultado de la acumulación de otra proteína con el nombre tau, aparentemente inofensiva, que se multiplica hasta el punto de producir la muerte de la célula, impidiendo a su vez la transmisión de información entre células.

Fue sólo en la década de 1970 cuando los neurólogos empezaron a enfocar su investigación en el cerebro. Descubrieron que las placas y los ovillos que el Dr. Alzheimer había encontrado en 1907 se encontraban también en un cerebro normal en proceso de envejecimiento, aunque en menor cantidad. Así comenzaron a relacionar la cantidad de placas y ovillos con la aparición y la severidad de la enfermedad de Alzheimer.

La investigación acerca de la enfermedad de Alzheimer

Aunque la enfermedad fue reconocida en 1907, no se llevó a cabo ninguna investigación al respecto durante varias décadas después del brillante descubrimiento del Dr. Alzheimer; ni siquiera fue considerada como una enfermedad significativa hasta los años setenta. En ese momento, la investigación neurológica se extendió y se hallaron enormes cantidades de placas y ovillos en pacientes que habían sido diagnosticados con demencia o senilidad.

Información esencial

Si usted ha experimentado problemas de memoria o cambios de estado de ánimo, es importante que hable con su médico; es posible que pueda identificar la causa, tratar la condición y posiblemente reversar los síntomas. Si su condición no es reversible, como en el caso de la enfermedad de Alzheimer, el diagnóstico le puede dar una ventaja en cuanto al manejo de la enfermedad.

Estos hallazgos les dieron esperanzas a quienes estaban convencidos de que la vejez y la senilidad iban de la mano. Al reconocer en la enfermedad de Alzheimer una afección independiente de los síntomas normales del envejecimiento, se abrió el camino para que los investigadores pudieran aspirar a descubrir una cura.

En los años setenta, los investigadores bautizaron la enfermedad con el nombre del Dr. Alzheimer, dado que él había sido el primero en establecer una relación entre los síntomas de la enfermedad y las placas y los ovillos. Aun después de que la enfermedad de Alzheimer había sido distinguida de la senilidad y la demencia mediante un nombre específico, el Gobierno no la reconoció como tal para efectos de la financiación de investigaciones. En cambio, sí era reconocida como tal por los parientes de los enfermos de Alzheimer.

Conciencia sobre la enfermedad de Alzheimer

En 1979, delegados de cinco diferentes grupos de apoyo familiar para pacientes con Alzheimer de todos los Estados Unidos se reunieron con el fin de crear una asociación nacional. Asistió también un representante de los National Institutes of Health (Institutos Nacionales de la Salud). Le dieron a la nueva organización el nombre de Alzheimer's Disease and Related Disorders Association, Inc. (Asociación de Alzheimer y Desórdenes Relacionados, Inc.) y luego la rebautizaron Alzheimer's Association (Asociación de Alzheimer).

Involucrar a los medios

Abigail Van Buren, la famosa columnista de "Querida Abby", oyó hablar de la nueva asociación que apoyaba a las familias de quienes padecían Alzheimer o demencia y escribió sobre la misma en su columna. Como resultado, a la oficina nacional llegó una avalancha de 25.000 cartas pidiendo más información acerca de la enfermedad de Alzheimer. Estas cartas demostraban que existía una necesidad real de información, de investigación y de financiación. La asociación empezó a publicar un boletín informativo nacional y a ofrecer seminarios educativos sobre la enfermedad con el fin de ayudarle a la gente a comprender la afección y a enseñarles la forma de cuidar a los pacientes.

Involucrar al Gobierno

El cabildeo en el Gobierno en 1982 llevó a la declaración de la Semana Nacional de Alzheimer y a que el presidente Ronald Reagan aprobara la legislación que convertía la semana de Acción de Gracias en la Semana Nacional de Conciencia sobre la Enfermedad de Alzheimer. En 1983, el Congreso estableció a noviembre como el Mes Nacional del Alzheimer. Ese mismo año, una línea telefónica gratuita atendió 100.000 solicitudes de información sobre la enfermedad por parte de los consumidores.

También en 1983, el presidente Ronald Reagan recomendó la creación de un grupo de trabajo, el Comité Especial sobre el Envejecimiento, para supervisar y coordinar la investigación científica acerca de la enfermedad de Alzheimer. La Asociación de Alzheimer entregó su informe "Programa Nacional de Lucha Contra el Alzheimer" al Comité Especial sobre el Envejecimiento. Su solicitud de una mayor inversión federal en la investigación médica sobre el Alzheimer fue atendida con la adjudicación de 22 millones de dólares por parte del Congreso.

Hecho

En 1987, la Oficina de Evaluación Tecnológica de los Estados Unidos publicó el primer informe gubernamental sobre la enfermedad de Alzheimer, "La pérdida de millones de mentes: cómo enfrentar la tragedia del Alzheimer y otras demencias". Este informe despertó alivio entre las personas que la enfrentaban, pero también una oleada de miedo entre la población general ante esta nueva y peligrosa enfermedad cerebral.

En 1984, la Asociación de Alzheimer les otorgó el Premio Humanitario al presidente Ronald Reagan y al senador Howard Metzenbaum por sus esfuerzos en favor de los enfermos de Alzheimer y sus familias.

Los altos costos de la enfermedad

Hace décadas que se conoce el tremendo costo físico y emocional de la enfermedad para quienes la padecen y sus familias. Pero hay que tener en cuenta además el costo económico. Tanto en 1998 como en 2002, la Asociación de Alzheimer encargó la preparación de informes sobre los costos de la enfermedad para las compañías estadounidenses y los resultados fueron sorprendentes.

El informe titulado "La enfermedad de Alzheimer: sus costos para las compañías estadounidenses", preparado por Ross Koppel, Ph.D., de la Social Research Corporation y el Departamento de Sociología de la Universidad de Pensilvania, señala que el costo del Alzheimer para las compañías estadounidenses sería de más de 61 mil millones de dólares en el 2002. Con el fin de poner esa cifra en perspectiva, esa cantidad equivale a las ganancias netas de las diez compañías líderes según *Fortune 500*, y es exactamente el doble de la cantidad estimada en el informe de 1998. Los costos que las compañías tuvieron que pagar para cubrir los seguros médicos y las indemnizaciones por discapacidad de los trabajadores fueron de 24,6 miles de millones de dólares. Los costos incurridos debido al ausentismo, la disminución de la productividad y los gastos de reemplazo de muchos trabajadores que tuvieron que asumir el papel de cuidadores fueron de 36,5 miles de millones de dólares.

¡Alerta!

Según un estudio de UCLA publicado en el *Journal of the American Geriatrics Society* en 2002, los cuidadores pasan un promedio de ochenta y cinco horas a la semana cuidando a los pacientes. Estas horas representan, en parte, el costo emocional y físico para los familiares y amigos de los pacientes con Alzheimer.

Estas cifras parecen ser extremadamente altas hasta que uno se da cuenta de que el 70% de las personas con Alzheimer viven en casa y que el 75% de su cuidado está organizado y proporcionado por familiares y amigos. El 25% restante, que asciende a 12.500 dólares al año, para el cuidado por entidades privadas, es pagado por las familias de su propio bolsillo. Parece que las compañías norteamericanas subsidian el cuidado en casa de los pacientes de Alzheimer, pero ¿es esta una opción más barata que el cuidado en un hogar geriátrico? El costo promedio del cuidado en este tipo de institución es de 42.000 dólares al año, cifra que alcanza los 70.000 dólares al año en algunas regiones del país.

La situación sólo va a empeorar

En un informe de 1994 del *American Journal of Public Health* acerca de los costos económicos y sociales de la enfermedad de Alzheimer, se indica que esta es la tercera enfermedad más costosa en los Estados Unidos, después de las cardiopatías y el cáncer. Allí se informa que el costo promedio del cuidado de un paciente con Alzheimer durante su vida es de 174.000 dólares, sobre la base de una expectativa de vida de dos a veinte años después del diagnóstico. Esta cifra no incluye la pérdida de salarios tanto del enfermo de Alzheimer como del cuidador.

Los costos para Medicare (el programa de seguro de salud del Gobierno de los Estados Unidos) se calcularon para la década que comenzó en el 2000. Para los beneficiarios de Medicare con Alzheimer, se espera que los costos para 2010 aumenten un 54,5%, de 31,9 miles de millones de dólares en el 2000 a 49,3 miles de millones en el 2010. Los gastos de Medicaid para el cuidado de la demencia en el hogar tendrían un aumento más alto, del 80%, de 18,2 miles de millones de dólares a 33 miles de millones, durante el mismo período.

La Asociación de Alzheimer encargó el informe "La enfermedad de Alzheimer: sus costos para las compañías americanas" en 2002, en el cual se proyectaban los costos del Alzheimer hacia el futuro. La proyección se basó en una incidencia de 4 millones de enfermos de Alzheimer en los Estados Unidos en 2002, con un costo de 61 miles de millones para las compañías en el mismo año. El informe señalaba que en diez años habría aproximadamente 14 millones de personas nacidas entre 1946 y principios de la década de 1960 con Alzheimer. Una proyección más dramática indica que para el 2050 la economía podría colapsar debido a la carga que representa el cuidado de los pacientes con Alzheimer.

Hecho

El Informe de Avance sobre la Enfermedad de Alzheimer (1998) del Instituto Nacional sobre el Envejecimiento señaló que el costo económico anual de la enfermedad en los Estados Unidos "en términos de gastos de cuidado médico y salarios perdidos tanto de los pacientes como de los cuidadores se calculaba entre 80 y 100 miles de millones de dólares".

El tratamiento temprano es la clave

A medida que empeoran los síntomas de Alzheimer, aumenta la necesidad de cuidados más costosos. Por lo tanto, muchos médicos e investigadores advierten que, para reducir costos, es necesario diagnosticar la condición lo más pronto posible y establecer protocolos de tratamiento que puedan disminuir los síntomas.

Un estudio de UCLA publicado en el *Journal of the American Geriatrics Society* en febrero del 2002 halló que los costos de cuidado médico para un paciente con alta funcionalidad eran de aproximadamente 20.000 dólares, mientras que para un paciente con demencia severa sumaban 35.000.

Imagen de la enfermedad de Alzheimer

La imagen que viene a la mente de mucha gente cuando oye o piensa en la enfermedad de Alzheimer es la de Ronald Reagan. De hecho, sin buscarlo, Reagan contribuyó a divulgar el Alzheimer. Cuando el ex presidente fue diagnosticado con Alzheimer en 1994, todo el mundo se hizo consciente de esta enfermedad progresiva y mortal. Tal como sucede con muchas enfermedades que afectan a personajes muy conocidos, la atención que se les presta le ayuda a la gente a enfocarse en su propia condición.

Durante una década antes de ser diagnosticado, Ronald Reagan era famoso por sus chistes acerca de su mala memoria. Contaba esos chistes en las comidas y también a sus médicos. Quizá el más famoso de estos incidentes ocurrió durante una visita médica de rutina durante su segundo período como presidente. Reagan le anunció al médico: "Tengo tres cosas para consultarle hoy. La primera es que parezco tener problemas con la memoria. Las otras dos no las recuerdo".

Pregunta

Si vivimos lo suficiente, ¿todos padeceremos Alzheimer?

Actualmente, el 10% de las personas tienen Alzheimer a los sesenta y cinco años y el 50% a los ochenta y cinco años. Con base en esa progresión, la vasta mayoría de los ancianos tendrán Alzheimer a menos que se encuentre una cura.

No cabe duda de que tras la muerte de Ronald Reagan vino una oleada de discusión sobre la enfermedad en los medios de comunicación, la cual benefició a muchos pacientes. Al igual que con cualquier enfermedad incurable, necesitamos toda la atención y financiación que sean posibles para hallar las causas de la enfermedad y su cura.

¿Termina así siempre?

Tristemente, la enfermedad de Alzheimer sí lleva gradualmente a la incapacidad de las personas para ver por sí mismas; en sus etapas finales, llega a la muerte de las células cerebrales y la muerte de la persona. Generalmente, tendemos a imaginar el peor escenario cuando pensamos en esta enfermedad, pero el hecho es que hay millones de personas que llevan una vida cómoda aunque padezcan de Alzheimer, porque reciben el cuidado y el apoyo necesarios.

Existen otras afecciones que pueden estar relacionadas o no con la enfermedad de Alzheimer y que afectan a las personas y causan un deterioro más rápido de la salud. Es decir, un infarto o un derrame puede ser lo que impide que muchas personas lleguen hasta las etapas finales de Alzheimer.

¿Quién se ve afectado?

Los hombres y las mujeres corren el mismo riesgo de contraer la enfermedad de Alzheimer. Pero, dado que las mujeres viven más, es posible que haya más mujeres afectadas, aunque esto no significa que la enfermedad sea más probable en las mujeres.

Aunque la enfermedad de Alzheimer rara vez aparece antes de los cincuenta años, ya a los sesenta un 2% de la población tiene la enfermedad, o sea, dos de cada 100 personas. Para los ochenta y cinco años, la tasa de incidencia aumenta al 50%, o cinco de cada diez personas.

Hecho

En el 2000 la Organización Mundial de la Salud calculó que había 18 millones de casos de Alzheimer en todo el mundo. Más de 4,5 estadounidenses padecen la enfermedad, lo que equivale al 25% de los casos mundiales. Pero la población de los Estados Unidos equivale sólo al 4,6% de la población mundial.

Nos gustaría creer que la enfermedad de Alzheimer es causada por un gen que podríamos eliminar. Desde 2004 se han identificado cinco genes asociados al Alzheimer. Tres de estos genes contribuyen a la aparición temprana de la enfermedad (antes de los cincuenta años). Sin embargo, rara vez son la causa de la enfermedad. El cuarto gen, llamado ApoE4, aumenta el riesgo del Alzheimer de aparición tardía. El quinto gen se halla en el cromosoma 10 y actualmente es objeto de investigación por parte de varios grupos de científicos.

Factores de riesgo

Sabemos que el envejecimiento es el factor de riesgo número uno para la enfermedad de Alzheimer. También sabemos que, salvo el gen de la lipoproteína ApoE4, la enfermedad de Alzheimer no es un desorden específicamente genético. El gen de la lipoproteína debe ser estimulado o activado por uno o más de los siguientes factores de riesgo asociados con la enfermedad de Alzheimer.

Esta es la parte más frustrante del diagnóstico de Alzheimer para los médicos e investigadores. Esta enfermedad no parece tener una causa específica que se pueda señalar, sino que puede haber varios factores contribuyentes.

Trauma y derrame encefálico

Cuando uno se cae, se pega en la cabeza y queda inconsciente, es probable que haya moretones y sangrado que no se ven. Hoy día sabemos que si una persona permanece inconsciente más de una hora a raíz de una lesión en la cabeza, tiene el doble de riesgo de desarrollar Alzheimer. Una vez que se detiene el sangrado y baja la inflamación después de un trauma encefálico, el tejido cicatrizado que queda puede estar involucrado en el desarrollo futuro de Alzheimer.

Hecho

La investigadora Luise Schmidt, del Centro para la Investigación de las Enfermedades Neurodegenerativas de la Universidad de Pensilvania, descubrió que las lesiones cerebrales pueden causar el síndrome del boxeador al activar mecanismos similares a los que causan las lesiones tau en la enfermedad de Alzheimer. Concluyó que "por extensión, esto sugiere también que una lesión encefálica puede aumentar la susceptibilidad al Alzheimer más tarde en la vida". La enfermedad de Alzheimer y el síndrome del boxeador se caracterizan por desórdenes físicos y de la memoria que son similares.

Lo mismo puede decirse del trauma cerebral causado por un derrame; estos ocurren generalmente porque un coágulo de sangre bloquea un vaso sanguíneo, cortándole así la provisión de sangre al área designada de dicho vaso. La falta de oxígeno, glucosa y nutrientes en el área bloqueada parece disparar un aumento de la proteína amiloidea, que es la marca distintiva de la enfermedad de Alzheimer.

Dietas altas en grasas

Todos sabemos que los aceites y las grasas mal almacenados se ponen rancios. Eso mismo sucede en el cuerpo cuando se ingiere una dieta alta en grasas. Dado que el cerebro y el sistema nervioso tienen un alto contenido graso, algunos investigadores han llevado esta idea de la grasa rancia un paso más allá y suponen que la grasa rancia puede hacerle daño al cerebro al producir radicales libres (moléculas inestables que potencialmente causan daño celular).

Científicos de Case Western Reserve estudian la relación entre dietas altas en grasas y la enfermedad de Alzheimer. Hasta el momento han señalado que su trabajo arroja una luz totalmente nueva sobre esa relación.

Las personas con el gen de la lipoproteína ApoE4 corren un mayor peligro si ingieren una dieta alta en grasas. Una dieta en la que el 40% de las calorías provienen de las grasas el riesgo de Alzheimer aumenta 29 veces en una persona que tenga el gen de la lipoproteína ApoE4. Las personas más jóvenes, entre veinte y cuarenta años, que tengan el gen de la lipoproteína ApoE4 tienen veintitrés veces más posibilidades de desarrollar la enfermedad de Alzheimer cuando sean mayores, que quienes se alimentan saludablemente.

El estrés crónico

El estrés crónico produce altos niveles de adrenalina y de cortisol, conocidas también como las hormonas del estrés. El estrés, sumado a una dieta alta en grasa, produce atrofia del cerebro.

Investigadores del James A. Haley Veterans Administration Medical Center de la Universidad de South Florida (USF) y la Arizona State University (ASU) hallaron que a las ratas con estrés crónico que consumían una dieta típica americana con muchos carbohidratos y grasa de res se les atrofiaba el hipocampo, la parte del cerebro esencial para el aprendizaje y la memoria de información nueva.

Las ratas utilizadas en la prueba en USF fueron colocadas en una habitación donde estaban seguras pero rodeadas de gatos, todos los días durante un mes. Por la noche, las ratas expuestas a los gatos ingerían dietas altas en grasas, en condiciones de amontonamiento. A otras ratas estresadas se les dio una dieta baja en grasas.

Después del período de prueba, los investigadores de ASU analizaron los cerebros de las ratas y encontraron que las ratas que habían recibido una dieta alta en grasas y que vivían en condiciones de estrés crónico habían desarrollado atrofia del hipocampo, el cual se reflejaba en la reducción de la longitud de las dendritas. Las dendritas son las conexiones entre las células nerviosas donde se almacena la información.

Información esencial

Un estudio financiado por los Institutos Nacionales de la Salud (NIH) y la Asociación de Alzheimer en 1998 halló que algunos factores genéticos y ambientales aumentan el riesgo de Alzheimer entre la población afroamericana y latina. Incluso sin presencia del gen ApoE4, los afroamericanos presentaban un riesgo cuatro veces mayor que el de los blancos de contraer Alzheimer antes de los noventa años. En el caso de los latinos, el riesgo era el doble.

Uno de los investigadores afirmó: "La conclusión es que la combinación de una dieta alta en grasas y el estrés puede interferir con la habilidad del cerebro, ya sea en ratas o en personas, para aprender nueva información".

Investigaciones anteriores habían demostrado que las ratas alimentadas con dietas altas en grasas producían un exceso de corticosterona en respuesta al estrés. La corticosterona, una hormona esteroide producida por las glándulas adrenales o suprarrenales, puede causar daño al hipocampo. También había evidencia previa de que las ratas alimentadas con dietas altas en grasas no se desempeñaban tan bien en el aprendizaje como aquellas alimentadas con dietas bajas en grasas. Sin embargo, en ese momento no se conocían las consecuencias de la combinación de las dietas altas en grasas y el estrés. Hoy día sabemos que esa combinación perjudica al cerebro.

Señales de alerta

Dado que actualmente hay un mayor nivel de conciencia sobre la enfermedad de Alzheimer en nuestra sociedad, estamos muy atentos a las fallas ocasionales de memoria. No obstante, en el caso del Alzheimer es una constelación de síntomas, unida a la desorientación y la confusión, la que nos pone ofuscados y apáticos, por eso es posible que lo neguemos por un tiempo. Por eso es importante ser conscientes de las señales de alerta de Alzheimer en uno mismo, en sus padres y en sus amigos.

Problemas mentales y de memoria

Dado que lo primero que se deteriora con la enfermedad de Alzheimer es la transmisión nerviosa, perdemos la conexión con nuestros pensamientos. Todo lo que hacemos en la vida está precedido por un pensamiento. Muchas personas no manifiestan su intención de hacer algo, pero si lo hiciéramos, sería algo así: Creo que me voy a levantar a tomarme un vaso de agua en la cocina; en la cocina me doy cuenta de que las plantas necesitan agua y les echo agua; luego me doy cuenta de que el bote de la basura está lleno y que debo cambiar la bolsa.

Pensamos en algo y eso nos estimula a la acción. En el caso del Alzheimer, el proceso de pensamiento se inicia pero no avanza lo suficiente por los conductos nerviosos como para disparar la acción antes de detenerse.

Estos síntomas mentales aparecen como fallas de la memoria, en las que no se recuerda un nombre o un suceso. La incapacidad para encontrar la palabra para nombrar un objeto conocido es otro de los problemas característicos de la enfermedad de Alzheimer relacionados con el lenguaje. Es posible que se recuerde para qué sirve una escoba pero que no sea posible decir la palabra "escoba".

El pensamiento abstracto que es necesario para cuadrar la chequera o hacer analogías o comparaciones se vuelve casi imposible debido a todas las conexiones eléctricas que deben hacerse para comparar una idea con otra. En el caos de la enfermedad, puede incluso haber una desconexión en cuanto a reconocer el entorno o saber qué hora del día es. Es posible que la persona vaya al centro comercial y se sienta confundida con respecto al lugar donde se encuentra. Dado que olvida lo que está haciendo, es posible que deje encendida la estufa y el líquido de la olla se seque. A menudo esto es interpretado como mal criterio.

¡Alerta!

La afasia es una lesión cerebral, generalmente causada por un derrame, caracterizada por impedimentos para el lenguaje. La aparición súbita de la afasia es una emergencia médica. En el caso de afasia severa, la persona no puede hablar, ni comprender lo que le dicen, ni escribir ni leer. Desde el punto de vista médico, un derrame, que puede producir parálisis y afasia, puede ser tratado con drogas que disuelven el coágulo y posiblemente logren reversar algunos de los síntomas. Las formas más leves de afasia causada por un derrame pueden confundirse con los síntomas de la enfermedad de Alzheimer.

Dificultad para hacer las cosas

La desconexión eléctrica producida por la enfermedad dificulta la realización de tareas, inclusive aquellas que se han hecho durante toda la vida. La persona piensa en algo y realmente quiere hacerlo, por ejemplo, preparar una taza de té o recoger el correo, pero las conexiones eléctricas entre el pensamiento y la realización de la acción sencillamente no funcionan. Otra posibilidad es que la persona con Alzheimer piense en hacer algo y lo emprenda, pero que se le olvide lo que está haciendo a mitad de camino y tenga que detenerse. A medida que la enfermedad avanza, es posible que no existan siquiera las conexiones de memoria suficientes para empezar la tarea. Hay demasiadas células anudadas y bloqueadas por la placa para que la conexión sea posible. Es posible que la persona recoja el correo porque lo echaron por debajo de la puerta y esté tirado en el piso, pero que no sepa ni qué es ni qué hacer con él cuando lo haya recogido. Es posible que la persona empiece a meter las bolsas de té al congelador y las llaves en el cesto del gato.

Problemas de estado de ánimo y comportamiento

Con frecuencia resulta fácil negar las fallas de la memoria y el colocar las cosas en los lugares equivocados, pero cuando aparecen la irritabilidad, la agitación y la depresión, uno sabe que algo anda mal. Pero la misma naturaleza y rapidez de los cambios de estado ánimo hacen que la persona impida que la familia y los amigos se acerquen lo suficiente como para averiguar lo que realmente sucede. Pero la irritabilidad y la depresión no son las únicas señales de Alzheimer, también está el miedo. Produce mucho miedo sentir que "se está perdiendo la cabeza". En ese preciso momento es cuando la persona necesita todo el amor y el apoyo que sean posibles.

Su familia dice que usted parece diferente. Ellos perciben los cambios de personalidad que resultan de la pérdida de la memoria y la incapacidad para completar las tareas. Es comprensible que usted se sienta confundido y suspicaz. Le da miedo y rechaza a la gente y se niega a aceptar su ayuda o se vuelve dependiente y no les da ni un respiro.

La desconexión eléctrica del cerebro también causa apatía. Lo último que usted desea hacer es iniciar una conversación, salir o socializar.

Información esencial

En vez de tratar de encubrir el hecho de que padece Alzheimer, úselo en su provecho. Cuando tenga el valor de contarle a la gente de su enfermedad, usted obtendrá su apoyo y ellos podrán entender sus cambios de ánimo. De otra forma, las personas interpretarán de manera personal sus cambios y pensarán que usted está enfadado y, lo que es peor, pueden enfadarse con usted.

Capítulo 2

El cerebro afectado por la enfermedad de Alzheimer

Antes de examinar el cerebro afectado por la enfermedad de Alzheimer, tenemos que establecer lo que sucede en un cerebro normal. Luego debemos averiguar qué se altera con el envejecimiento. Parece que el envejecimiento del cerebro se acelera significativamente con el Alzheimer y esto puede darnos pistas acerca de cómo tratar y prevenir la enfermedad. En este capítulo se explorará el cerebro afectado por Alzheimer, así como las teorías más comunes acerca de sus causas.

El cerebro humano

Si usted junta las palmas de sus manos, forma un puño y mira hacia los pulgares, puede darse una idea del tamaño real de su cerebro. Incluso sus dedos doblados se parecen un poco a las increíbles circunvoluciones del cerebro. Sus 100 mil millones de células nerviosas pesan aproximadamente tres libras en total y se conectan entre sí mediante 100 billones de conductos diferentes. Los 100 mil millones de células nerviosas del cerebro parecen amibas extrañas o algo que uno vería bajo el efecto de las drogas alucinógenas. Tienen un cuerpo central donde se lleva a cabo el metabolismo y unas especies de brazos inmensamente largos y estirados, llamados axones, que conducen las señales eléctricas. En las puntas de los axones se produce el salto de las señales de una célula a otra. Estas uniones se llaman sinapsis. Para darle una idea de cuántos axones se conectan, hay 100 billones de sinapsis en el cerebro.

Información esencial

El cerebro suma tan sólo el 2% del peso total del cuerpo, pero utiliza el 20% de la sangre, el 20% de la provisión de oxígeno y el 65% de la glucosa del cuerpo. Así, es obvio que tenemos que alimentar bien al cerebro para que funcione.

El cerebro es también un supercomputador que nunca será duplicado por la tecnología. Basta pensar en todas las funciones en las que está involucrado: miles de memorias, una amplia gama de estados de ánimo, percepciones sensoriales (gusto, tacto, olfato), todos los movimientos musculares, la respiración, la circulación de la sangre, la digestión, la presión, el dolor, la deglución, la estimulación, el pensamiento abstracto, la identidad y muchas más. Y es cierto que lo damos por descontado, hasta que nos damos cuenta de estar perdiendo el control sobre él.

Las células nerviosas del cerebro

La función principal de las células nerviosas del cerebro es la de comunicarse entre sí y transmitir mensajes a lo largo de una cadena de mando para hacer que el cuerpo funcione. Ya dijimos que hay 100 mil millones de células nerviosas en el cerebro y cada cuerpo celular tiene varios axones o brazos largos.

De estos axones se desprenden múltiples brazos más pequeños llamados dendritas. Una célula nerviosa, como todas las demás células, tiene un núcleo que controla todas las funciones metabólicas de la célula. El axón, que es tan grueso como un pelo, lleva mensajes de una célula nerviosa a otra. Las dendritas también reciben mensajes de los axones. Son miles las células nerviosas que se conectan mediante sus axones extendidos y el sistema de dendritas. Pero el cerebro no sólo está compuesto de células nerviosas. Alrededor de cada célula nerviosa hay células neurogliales que proporcionan nutrientes, apoyo y protección.

Las células nerviosas tienen funciones especializadas tales como el movimiento, los estímulos sensoriales, el pensamiento, la memoria y el aprendizaje. Pero no importa cuál sea su función, todo ello se reduce a comunicación. Las 100 billones de sinapsis del cerebro envían mensajes constantemente para mantener funcionando al cuerpo.

Es posible medir la actividad eléctrica del cerebro con un electrocardiograma, por lo cual no debe ser ninguna sorpresa que las células nerviosas envíen y reciban mensajes eléctricos. Una carga eléctrica se acumula en la célula nerviosa y en un momento crítico se traslada a la punta del axón; allí la estimulación eléctrica libera un mensajero químico; los mensajeros químicos se llaman neurotransmisores, y su oficio consiste en recorrer la corta distancia entre la punta del axón para ligarse a los sitios de recepción de las dendritas o cuerpos de las células nerviosas. Esta unión se denomina sinapsis y una célula nerviosa promedio tiene unas 15.000 sinapsis.

Hecho

Oímos hablar de neurotransmisores todo el tiempo. El Prozac trabaja para mantener elevados los niveles de la *serotonina*, un neurotransmisor, en el cerebro. La *adrenalina* es la encargada de la reacción de lucha o de huida ante un susto. La *dopamina* controla el movimiento, la respuesta emocional y la habilidad para experimentar placer y dolor. Los principales medicamentos utilizados para tratar la enfermedad de Alzheimer ayudan a evitar la destrucción de la *acetilcolina*, un neurotransmisor derivado de la colina y liberado en las puntas de las fibras nerviosas.

Cuando los neurotransmisores se ligan a los receptores, es como si se abriera una puerta. Luego, dependiendo de la naturaleza química del neurotransmisor, la célula acelera o retrasa su actividad. La coordinación de millones de señales cada segundo tiene como resultado todo lo que pensamos y hacemos. El proceso total está más allá de nuestra comprensión. Por eso, cuando empieza a fallar, no contamos con todas las respuestas.

Regeneración y reparación

Las células del recubrimiento de la boca o de los intestinos sólo viven unos pocos días. La vida promedio de los glóbulos rojos es de tres meses. Pero las células nerviosas que nacen cuando el feto está todavía en el vientre de la madre son muy longevas. De hecho, pueden vivir 100 años o más. Antes se creía que cuando las células nerviosas morían no eran reemplazadas, pero esta noción se ha puesto en tela de juicio.

Estudios recientes demuestran que pueden surgir nuevas células nerviosas en ciertas regiones del cerebro, incluso en los cerebros más viejos. A medida que pasa el tiempo, es posible que descubramos que se pueden formar nuevas células en otras partes del cerebro. Esto le da un nuevo énfasis a la forma como podemos estimular la producción de nuevas células nerviosas.

Aun así, tal como debe hacerse con todo lo que vivirá mucho tiempo, debemos asegurarnos de cuidar bien a las células nerviosas. El cerebro y el cuerpo hacen su trabajo asegurando un proceso continuo de desintoxicación y reparación celular.

Áreas del cerebro

El cerebro se halla dividido en dos hemisferios (recuerde los dos puños que juntó para visualizar el cerebro): el hemisferio cerebral derecho y el hemisferio cerebral izquierdo. "Cerebral" significa relacionado con el cerebro. Los dos hemisferios cerebrales equivalen a la mayor parte del peso del cerebro, es decir, cerca de un 85%. La conexión entre los hemisferios cerebrales se llama el cuerpo calloso y parece una central telefónica atestada de haces de conexiones nerviosas.

La capa exterior de los hemisferios cerebrales se llama corteza cerebral y tiene un grosor promedio de 2,5 milímetros o un octavo de pulgada. Aquí es donde se escanean las sensaciones entrantes y se originan el movimiento y el pensamiento.

Hecho

En la enfermedad de Alzheimer la corteza cerebral es significativamente más delgada que la de los individuos normales. El Dr. Jason Lerch, investigador principal, halló que la parte más afectada era el hipocampo que controla la memoria de corto plazo, donde el grosor de la corteza cerebral era de 1,2 mm menos en los pacientes con Alzheimer que en los pacientes usados como control.

El cerebelo está ubicado en la base del cerebro y equivale al 10% del peso del encéfalo. Controla el equilibrio y la coordinación. Los tropiezos frecuentes, la incapacidad para voltearse y para mantener el equilibrio cuando se está parado en un solo pie son señales de que el cerebelo está afectado.

Finalmente, tenemos el tallo cerebral, que se encuentra debajo del cerebelo en la base del cerebro. Forma la importante conexión entre el cerebro y la médula espinal y transmite mensajes entre ellos. Aunque constituye sólo el 5% del encéfalo, es crucial para las funciones automáticas del cuerpo tales como la respiración, el ritmo cardiaco, la presión arterial y el sueño. El tallo cerebral controla estas funciones que se dan automáticamente para mantenernos vivos. El tallo cerebral es una de las últimas áreas en verse afectadas por la enfermedad de Alzheimer. La pérdida de las funciones automáticas del cuerpo tales como el ritmo cardiaco y la respiración anuncian que el fin está cerca.

¿Qué hay en lo profundo del cerebro?

Las áreas más profundas del cerebro también pueden verse atacadas por la enfermedad de Alzheimer. Estas áreas incluyen:

- El sistema límbico: controla el instinto, las emociones y el sentido del olfato. Por esto, el percibir un olor olvidado puede suscitar emociones olvidadas hace tiempo.
- El tálamo: recibe información del sistema límbico y la transmite a la corteza cerebral.
- El hipocampo: convierte la memoria de corto plazo en memoria de largo plazo para ser almacenada. Las placas del Alzheimer comienzan en la corteza cerca del hipocampo y luego penetran en el hipocampo. La pérdida de la memoria es el primer síntoma de Alzheimer.

El cerebro en video

Los microscopios nos dieron las primeras pistas acerca del cerebro afectado por la enfermedad de Alzheimer. Sin poder ver estos minúsculos depósitos, cuyo tamaño oscila entre los 5 y los 200 micrómetros (un micrómetro es una unidad de longitud equivalente a una millonésima de metro), el Dr. Alzheimer no habría podido relacionar los síntomas de su paciente con las placas y los ovillos descubiertos mediante la autopsia.

Una tecnología más compleja, la tomografía por emisión de positrones (TEP), puede mostrar el flujo sanguíneo y el metabolismo de la glucosa en las profundidades del cerebro. Por ejemplo, si un área del cerebro se activa al dispararse las células nerviosas, aumenta tanto el flujo sanguíneo como el metabolismo de la glucosa. La imagen de esta actividad es desplegada en un monitor policromo que muestra el cerebro en acción. Los investigadores pueden incluso ponerles marcadores a los neurotransmisores para entender cómo varían según la edad, el género, la enfermedad y la intervención con medicamentos.

El envejecimiento del cerebro

El moderno microscopio de electrones nos permite ver la evidencia anatómica de los cambios que ocurren en el cerebro con la edad. Estos cambios reflejan un deterioro correspondiente de la memoria y el pensamiento. Con la edad, la piel se arruga y tal vez el cerebro también. Sin embargo, parece haber un aumento de la demencia por estos cambios anatómicos, que resulta en la muerte de las células nerviosas y la atrofia cerebral.

Las placas y los ovillos hallados por el Dr. Alzheimer no son exclusivos de la enfermedad, ya que son característicos del proceso normal de envejecimiento. Lo que señala la presencia de la enfermedad de Alzheimer es la cantidad de placas y ovillos y la destrucción acumulativa que ocasionan.

Radicales libres, envejecimiento y antioxidantes

El cerebro que envejece está sujeto también al daño por parte de los radicales libres. Un radical libre es una molécula inestable que se forma cuando las moléculas de las células del cuerpo reaccionan con el oxígeno. Es inestable porque tiene un electrón sin pareja que se roba un electrón estabilizador de otra molécula, lo que causa un potencial daño a la célula. El metabolismo propio del cuerpo genera radicales libres, pero también surgen de fuentes externas, de lo que normalmente llamamos polución.

Información esencial

Entre los radicales libres externos sobre los cuales tenemos algún tipo de control, es decir que podemos tratar de evitarlos, se encuentran: los químicos (pesticidas, contaminación industrial, emisiones de los vehículos, humo de cigarrillo); los metales pesados (amalgamas dentales, mercurio, plomo, cadmio); la mayoría de las infecciones (virus, bacterias, parásitos); rayos X; el alcohol; los alergénicos; el estrés e inclusive el ejercicio excesivo. Muchos investigadores nos aconsejan evitar estas fuentes de radicales libres hasta donde sea posible.

Los antioxidantes son vitaminas y minerales, tales como el magnesio, el selenio, la vitamina C y la vitamina E, almacenados en el cuerpo cuya función consiste en neutralizar los radicales libres. Los radicales libres internos son desactivados por estos antioxidantes naturales. Pero si no hay una disponibilidad suficiente de antioxidantes, los radicales libres comienzan a dañar y destruir las células saludables.

Hoy sabemos que los radicales libres no controlados, ya sean internos o externos, desempeñan un papel significativo en el desarrollo de enfermedades degenerativas. Pueden dañar cualquier estructura del cuerpo al afectar las proteínas, las enzimas, los lípidos y hasta el ADN. Los radicales libres se hallan involucrados en más de sesenta condiciones de salud diferentes, entre ellas la enfermedad de Alzheimer, las enfermedades coronarias, las enfermedades autoinmunes y el cáncer.

¿Será posible que algún radical libre esté involucrado en la creación de las placas beta-amiloideas y los ovillos?

El impacto del envejecimiento

Aunque usted sea saludable, a medida que envejece puede ocurrir una notable disminución en su capacidad para recordar nombres, aprender nueva información o recuperar la ya aprendida.

Es interesante que cuando se les pide a personas saludables de setenta u ochenta años que realicen complejas tareas de memoria, atención y aprendizaje, es posible que se desempeñen mal pero sólo si lo hacen bajo la presión del tiempo. Si se les da más tiempo, obtienen los mismos resultados que los adultos jóvenes.

Determinación de los síntomas neurológicos

"Qué desperdicio es perder la cabeza". Hay muchas formas en que la mente puede delatarnos con enfermedades y afecciones que deterioran las partes del cerebro que nos permiten pensar, hablar, caminar y funcionar como seres completos.

Estas enfermedades forman parte del diagnóstico diferencial de la enfermedad de Alzheimer. La mayoría de ellas tienen síntomas similares a los del Alzheimer y muchas de ellas tampoco son curables. Pero la buena noticia es que algunas sí lo son y usted y su familia deben hacer todo lo posible por determinar si sus síntomas neurológicos caen dentro de la categoría de lo tratable y lo curable.

La investigación acerca de la enfermedad de Alzheimer

En el campo de la investigación científica, muchos de los expertos se enfocan en una sola teoría y tratan de probar su verdad antes de darse por vencidos. Las investigaciones se caracterizan también por los altibajos y un experimento positivo puede estar seguido por uno negativo. Por ejemplo, cuando la placa amiloidea fue descubierta por el Dr. Alzheimer y redescubierta en los años setenta, los investigadores trataron de explicar todos los síntomas de la enfermedad de Alzheimer con base en el exceso de proteína amiloidea. La clasificaron como toxina nerviosa y pensaron que era producida por una mutación genética. La investigación posterior demostró que las personas con demencia severa no presentaban necesariamente una acumulación significativa de proteína amiloidea. En un modelo animal, la placa amiloidea por sí sola no produjo los cambios neurodegenerativos observados en los casos de Alzheimer. De esta manera, los hechos no sustentaban la teoría de que la placa amiloidea era la única causa de la enfermedad de Alzheimer.

Información esencial

El Dr. George Bartzokis, un neurocientífico de UCLA, afirmó en un informe de enero de 2004 que el colesterol y las grasas que recubren las células nerviosas (llamados mielina) se descomponen debido a la edad, a factores genéticos y a exceso de colesterol. Este exceso de colesterol genera una proteína tóxica que ataca la mielina y lleva a la destrucción de los nervios. Por este motivo, en los casos de Alzheimer es importante seguir una dieta baja en colesterol.

La acumulación anormal de proteína parece ser común en la mayoría de las enfermedades neurodegenerativas tales como la enfermedad de Parkinson, la enfermedad de Creutzfeldt-Jakob, enfermedades de la neurona motora y la enfermedad de Huntington, entre otras. Actualmente, los genetistas tratan de encontrar la clave con respecto a la proteína cerebral anormal, ya que la enfermedad de Alzheimer de aparición temprana, que es una forma rara de la enfermedad, se halla vinculada a una mutación asociada a las etapas iniciales de formación de la placa amiloidea.

Las siguientes son algunas causas de la enfermedad de Alzheimer que se investigan actualmente:

- Placa amiloidea
- Ovillos de tau
- Genética
- Inflamaciones
- Daño cardiovascular
- Estrés oxidativo

Causas de la enfermedad de Alzheimer

Desde 1907 sabemos que las placas y los ovillos en el cerebro pueden causar la enfermedad de Alzheimer. Pero ¿qué importa realmente esto, si no sabemos cuál es la causa de que aparezcan esas placas y esos ovillos? De hecho, las placas y los ovillos pueden ser un resultado del proceso del Alzheimer y no su causa. Los investigadores trabajan fuertemente en la búsqueda del gen del Alzheimer con el fin de identificar una causa única.

No obstante, parece que la enfermedad de Alzheimer puede caer dentro de esa categoría indefinida de enfermedades que tienen más de una causa o factor que las dispara. Las enfermedades como la artritis o la diabetes, que aparecen gradualmente cuando una predisposición genética se ve activada por factores ambientales y el estilo de vida, no se presentan de manera idéntica en todas las personas. Es posible que la enfermedad de Alzheimer se caracterice por esa misma mezcla de factores desencadenantes genéticos y ambientales.

La formación de placas y ovillos

Las placas y los ovillos están presentes en los cerebros normales pero no en la cantidad en que aparecen en los cerebros afectados por la enfermedad de

Alzheimer. No aparecen de la nada, sino que son acumulaciones anormales de estructuras normales.

Las placas beta-amiloideas se originan en la proteína beta-amiloidea, la cual forma parte de una proteína más grande llamada proteína precursora amiloidea (APP por su sigla en inglés). Las placas se acumulan por fuera de las células nerviosas. En el caso del Alzheimer, las placas se desarrollan en los centros del cerebro que controlan la memoria, el pensamiento y la toma de decisiones.

La función de la APP en el cerebro es ayudarle a crecer y reparar las células nerviosas. Se halla sobre la membrana de la célula nerviosa, mitad por fuera y mitad por dentro. En el caso de la enfermedad de Alzheimer, una variable desconocida hace que ciertas enzimas fragmenten la APP, creando así la beta-amiloidea. Luego, esos fragmentos de beta-amiloidea se juntan por fuera de la célula nerviosa para formar placas que no se disuelven.

Hecho

Un estudio realizado en ratas en la Universidad de Saint Louis y publicado en *Neuroscience* en octubre de 2003 halló que la enfermedad de Alzheimer puede desarrollarse porque los mecanismos que deberían remover la proteína amiloidea del cerebro no funcionan. El investigador principal, Dr. William A. Banks, afirma que esos hallazgos significan que gran parte de enigma del Alzheimer se ha resuelto. Ahora falta descubrir las formas de activar ese mecanismo.

Los ovillos neurofibrilares se encuentran dentro de las células nerviosas normales. El interior de las células nerviosas está conformado por una especie de andamiaje compuesto de estructuras llamadas microtúbulos que actúan como hilos conductores que envían los nutrientes del cuerpo celular hacia el extremo del axón. La proteína tau es producida en las células nerviosas, y su función es mantener estables los microtúbulos. Por alguna razón desconocida, en los casos de Alzheimer, la proteína tau comienza a ligarse con otras moléculas tau, creando así los ovillos que se observan bajo el microscopio. En ausencia de moléculas tau normales, la célula colapsa alrededor de los ovillos anormales.

La investigación sobre la enfermedad de Alzheimer se ha centrado en averiguar las causas de las placas y de los ovillos de la proteína tau con el fin de poder detener la formación de estas estructuras.

La genética del Alzheimer

Sería más fácil diagnosticar el Alzheimer si su causa fuera un gen que pudiéramos eliminar o manipular. Pero no es así de fácil.

El gen ApoE4 se halla asociado al 60% de los casos de Alzheimer de aparición tardía, por ello ha recibido mucha atención por parte de los investigadores. Este "gen del Alzheimer"produce una lipoproteína particular que participa en el transporte del colesterol a través del cuerpo y está directamente involucrada en la formación de placas en el cerebro.

Pregunta

¿Qué es el ADN?

El ADN está presente en todas las células. Está formado por veintitrés pares de cromosomas. Cada cromosoma tiene miles de genes individuales, en secuencias precisas que dan instrucciones para la formación de proteínas específicas. Si un gen se ve alterado, incluso levemente, esta proteína se daña, lo cual ocasiona el deterioro de la célula y aumenta el riesgo de enfermedad. Los radicales libres pueden causar este tipo de daño.

Si la persona ha adquirido el gen ApoE4 de uno de sus padres, se cuadruplica el riesgo de Alzheimer. Si dicho gen proviene de ambos padres, el riesgo se multiplica por dieciséis. Pero aun cuando se tienen dos copias del gen, esto no garantiza que se contraiga la enfermedad de Alzheimer; se necesita la presencia de otros factores de riesgo.

Las inflamaciones y la enfermedad de Alzheimer

Varios estudios han demostrado que las personas que toman antiinflamatorios para la artritis tienen menos riesgo de desarrollar el Alzheimer. Las inflamaciones son una reacción del sistema inmune ante las infecciones, las heridas, algunas enfermedades e inclusive la obesidad.

La inflamación severa causa fiebre, hinchazón, dolor y enrojecimiento. Sin embargo, la inflamación crónica puede no causar signos externos y este puede ser el caso con el Alzheimer. Los investigadores han encontrado colecciones de células y químicos inflamatorios alrededor de las placas del Alzheimer. Es bien sabido que una vez iniciado un proceso inflamatorio, los químicos producidos por la inflamación provocan una cascada continua de reacciones. Estos químicos descomponen la membrana celular y esparcen el contenido de la célula, ocasionando su muerte. Este proceso sigue causando la ruptura de más células, lo que resulta en una extensa área de daño.

Muchos investigadores creen que este proceso inflamatorio es una de las causas de la enfermedad de Alzheimer.

Factores de riesgo cardiovasculares en la enfermedad de Alzheimer

Sorprendentemente, parece haber una relación entre las enfermedades cardiovasculares y el Alzheimer. En 1969, se encontraron niveles elevados de un aminoácido llamado homocisteína en la orina de pacientes con enfermedad cardiovascular. La homocisteína es un residuo normal de la digestión de las proteínas. Si se da en altas cantidades puede hacer que el colesterol se convierta a su forma "oxidada" o "rancia" y dañe los vasos sanguíneos.

Hecho

La relación entre la homocisteína y la enfermedad cardiovascular fue descubierta en personas que habían desarrollado la enfermedad cardiovascular severa en la adolescencia y temprana adultez, en quienes se encontraron niveles elevados de homocisteína. Estos niveles habían sido causados por una deficiencia enzimática producida por un gen defectuoso. En la población general, entre el 10 y el 20% de los casos de enfermedad coronaria se hallan vinculados a niveles elevados de homocisteína.

En aquellos individuos con carencia de enzimas específicas para la digestión de las proteínas, la homocisteína puede convertirse en un problema serio. Las vitaminas B son necesarias para la digestión adecuada de las proteínas y si varias de esas vitaminas están ausentes de la dieta (B_{12}, B_6 y ácido fólico), la homocisteína se acumula. A la inversa, si se administran estas vitaminas a las personas con altos niveles de homocisteína, la condición desaparece y se reversan los síntomas de la enfermedad coronaria.

Un nivel saludable de homocisteína debe estar por debajo de las 12 micromoles de homocisteína por litro de sangre (12 µmol/l). Si los niveles de homocisteína sobrepasan los 12 µmol/l, se consideran elevados. La realidad es que entre el 20 y el 40% de la población general presenta niveles elevados de homocisteína. Los individuos con niveles elevados de homocisteína tienen un riesgo de infarto cuatro veces mayor que el de aquellos con niveles normales. Muchos médicos e investigadores creen que la homocisteína alta es un indicador mucho más fuerte que el colesterol alto de enfermedad coronaria y de desórdenes de coagulación.

El 14 de febrero de 2002, el Centro Médico de la Universidad de Boston publicó en el *New England Journal of Medicine* los resultados de un estudio realizado a lo largo de ocho años. En 1.092 pacientes, un aumento de 5 µmol/l en los niveles plasmáticos de homocisteína recrudeció el riesgo de Alzheimer en un 40%. Niveles más altos duplicaron el riesgo. La relación entre la enfermedad de Alzheimer y los niveles elevados de homocisteína tiene que investigarse más, pero esos niveles están correlacionados con los efectos protectores de las vitaminas B para el cerebro, de los cuales hablaremos en el capítulo sobre tratamiento. En esencia, si hubiera suficiente ácido fólico y vitaminas B_{12} y B_6, podría no producirse la elevación de la homocisteína que tanto perjudica al corazón y al cerebro.

Daño oxidativo producido por radicales libres

La teoría del daño causado por los radicales libres durante el proceso de envejecimiento, discutido en el capítulo 1, es estudiada actualmente como factor contribuyente a la enfermedad de Alzheimer. Los radicales libres se forman normalmente en el cuerpo, pero si hay superabundancia de ellos, el cuerpo es incapaz de mantener la provisión adecuada y necesaria de antioxidantes para controlar los radicales libres. Con la edad, las reservas de antioxidantes del cuerpo se reducen, a menos que sean renovadas mediante una excelente dieta o suplementos.

Los radicales libres pueden acumularse en cualquier parte, inclusive en el cerebro. Cuando penetran en las células nerviosas pueden interrumpir su funcionamiento y causar su muerte. También pueden desencadenar una avalancha de formación de radicales libres. Esta reacción en cadena puede causar un extenso daño oxidativo en el cerebro.

¡Alerta!

Tal como señalamos antes, el cerebro usa el 20% del oxígeno del cuerpo, el 65% de su glucosa y el 20% de la circulación sanguínea. Este alto nivel de metabolismo lo hace muy susceptible al daño.

Las líneas de investigación sobre la enfermedad de Alzheimer y los antioxidantes, como encuestas exhaustivas sobre dietas alimentarias y estudios de laboratorio, sugieren que las dietas bajas en grasas y en calorías, además de ciertos suplementos, pueden ser benéficas en el tratamiento de la enfermedad de Alzheimer.

Los derrames y la enfermedad de Alzheimer

Habíamos hablado ya de los derrames como parte del diagnóstico diferencial de la enfermedad de Alzheimer, pero las investigaciones actuales, con base en un estudio a largo plazo sobre el Alzheimer y el envejecimiento, parecen sugerir que los derrames pueden ser un factor de riesgo significativo para la enfermedad. Parece ser que incluso sin una abundancia de placas y ovillos, el cerebro de un paciente que ha sufrido un derrame es susceptible a la devastación por el Alzheimer.

Los investigadores se hallan intrigados por la conexión entre la enfermedad de Alzheimer y los derrames, porque estos últimos son muy comunes y constituyen una de las principales causas de mortalidad en nuestra sociedad. Con base en las nuevas investigaciones sobre modificación de los estilos de vida, es posible controlar los factores de riesgo de derrames, reducir la tasa de incidencia de los mismos y, por ende, disminuir la incidencia del Alzheimer en este grupo de personas. Los factores de riesgo para el derrame incluyen la hipertensión, el colesterol alto y el cigarrillo.

Teorías relativas a los metales pesados

El aluminio, el mercurio, el zinc y el cobre han sido vinculados con las causas del Alzheimer. Cada investigador defiende con celo su teoría, pero es posible que todas jueguen un papel en la aparición de esta compleja enfermedad.

Información esencial

El agua cubre el 75% de la Tierra; nuestros cuerpos están compuestos de agua en un 60 o 70%. Sólo el 1% del agua de la Tierra está disponible para nosotros. Aproximadamente el 97% del agua de la Tierra es agua de mar y un 2% integra los glaciares y los casquetes polares. Podemos morir más fácilmente por falta de comida que por falta de agua. Pero el agua que parece segura puede contener elementos dañinos como los metales pesados, que pueden causar enfermedades.

En el 2000, el *American Journal of Epidemiology* relacionó el consumo de agua potable con una concentración de aluminio superior a 0,1 miligramos por litro con un riesgo mayor de sufrir Alzheimer. El estudio les hizo seguimiento a 2.700 personas durante ocho años para identificar nuevos casos probables de Alzheimer. En 2001, otro estudio sobre células nerviosas constató la degeneración de los procesos neuríticos y la acumulación de proteínas tau y beta-amiloidea tras la exposición crónica al cloruro de aluminio durante más de tres semanas.

En un estudio de 1997 se le suministró a un grupo de ratas agua potable con aluminio. Fue posible constatar cambios cerebrales en el hipocampo y degeneración neurofibrilar parecida a los ovillos neurofibrilares típicos del Alzheimer. Los autores del estudio concluyeron que, a pesar de la mínima absorción gastrointestinal (menos del 1%), el aluminio presente en el agua potable podría acumularse a largo plazo en órganos vitales, como los riñones y el cerebro, lo que produce efectos citotóxicos y neurotóxicos.

La teoría del mercurio

Una investigación realizada en la Facultad de Medicina de la Universidad de Calgary en 2001 halló que las células nerviosas expuestas al mercurio causaban la formación de ovillos neurofibrilares, que son unos de los indicadores para el diagnóstico de la enfermedad de Alzheimer. Los investigadores captaron sus hallazgos en video para que estuvieran disponibles para los interesados. Una investigación anterior llevada a cabo por el Dr. Boyd Haley en la Universidad de Kentucky había demostrado que el mercurio puede causar la formación de placas amiloideas. Con respecto a la nueva investigación en Alberta, el Dr. Boyd afirmó: "Siete de los marcadores característicos que buscamos para identificar la enfermedad de Alzheimer pueden producirse en los tejidos de un cerebro normal o en cultivos de neuronas mediante la adición de cantidades muy reducidas de mercurio. Además, la investigación [en 1998] demostró que los pacientes con Alzheimer tienen niveles de mercurio en la sangre mínimo tres veces mayores que los de los individuos usados como control" (*NeuroReport,* 12[4]:733-737, 2001).

En 1990, el Dr. William R. Markesbery, director del Centro Sanders-Brown para el Envejecimiento en la Universidad de Kentucky, realizó autopsias de los cerebros de pacientes con Alzheimer y los comparó con los cerebros de personas que habían muerto por otras causas. En el caso de los pacientes con Alzheimer, la parte del cerebro que transmite los recuerdos y las sensaciones a centros más elevados del cerebro contenía casi cuatro veces más mercurio que los cerebros de los controles.

Un estudio de 1995 realizado por el grupo de la Universidad de Alberta encontró que el vapor del mercurio interactúa con la tubulina del cerebro y desbarata los microtúbulos que sostienen la estructura neurítica, lo cual resulta en la formación de ovillos neurofibrilares.

¡Alerta!

La toxicidad del mercurio es la segunda después de la del plutonio. Entre las fuentes de mercurio en nuestra sociedad se encuentran las amalgamas de plata, que contienen un 50% de mercurio; las vacunas contra la influenza que contienen un preservativo llamado timerosal; las plantas de energía que operan con carbón; los crematorios, que vaporizan las calzas dentales de los muertos; y los peces de aguas profundas como el pez espada, la sierra, el blanquillo camello y el tiburón.

La teoría del cobre y el zinc

Un artículo aparecido en *USA Today* en diciembre de 2003 informó acerca de otra teoría sobre las causas del Alzheimer: aquella sobre la combinación del cobre y el zinc con los depósitos de proteína beta-amiloidea. Se trata de una teoría que ya tenía más de diez años, propuesta por el Dr. Ashley Bush, investigador en la Escuela de Medicina de Harvard, quien publicaba en la revista *Science*. Según él, el zinc y el cobre se acumulan en el cerebro y se mezclan con las placas beta-amiloideas, produciendo así la oxidación y la posterior destrucción de las células nerviosas del cerebro.

Al comienzo, sus opiniones fueron ignoradas, pero en 2003 fue el ganador del premio de la Academia Americana de Neurología por su investigación sobre la enfermedad de Alzheimer. Cuenta con una subvención de los Institutos Nacionales de la Salud (NIH) para desarrollar una droga que absorba el exceso de cobre y de zinc del cerebro.

Capítulo 3

La enfermedad de Alzheimer:
El diagnóstico diferencial

Nadie quisiera esperar una autopsia para obtener un diagnóstico, pero esto sucede en el caso de la enfermedad de Alzheimer. Cuando las personas empiezan a perder la memoria, pueden ignorar el hecho por unos años, como lo hizo Ronald Reagan. Y con suerte, es posible que se trate simplemente de las señales normales de envejecimiento, época en la que se pierden algunas células cerebrales. No obstante, los médicos de familia deben estar alerta a las señales del Alzheimer para que puedan iniciar el tratamiento lo más pronto posible.

Detección temprana de los síntomas

Usted sabe que algo anda mal porque ha metido las llaves de la casa al congelador demasiadas veces; al comienzo era un chiste, aunque usted no lo compartió con nadie porque sabía que pensarían que se estaba enloqueciendo. Pero luego se confundió en el parqueadero del centro comercial y pasó horas tratando de encontrar el carro; eso le dio miedo. Y aunque usted le dijo a su hija que todo estaba bien, ella le vive diciendo que está cada vez más irritable e incluso paranoica últimamente. ¿Qué sucede?

Cuando la mente se pone en blanco y uno no puede recordar dónde está ni qué está haciendo, eso causa mucho miedo. Dado que estas sensaciones van y vienen en el caso de la enfermedad de Alzheimer, usted realmente no les presta atención. El lento deterioro de las células cerebrales causa la interrupción intermitente de las señales. El día siguiente puede transcurrir normalmente porque todas las señales pasan y usted piensa que todo anda bien. Tal es el poder de la negación.

Información esencial

Las personas con Alzheimer viven entre ocho y veinte años después de los primeros síntomas y entre dos y veinte años después del diagnóstico. Entonces, la pregunta es: ¿para qué optar por el diagnóstico temprano, si no hay tratamiento para la enfermedad? La respuesta es: muchas drogas, muchos nutrientes y hasta el ejercicio pueden retrasar el desarrollo de los síntomas severos del Alzheimer.

Lo más probable es que sea su médico de confianza quien primero considere un diagnóstico de Alzheimer. Pero puede que no sea la primera persona que reconozca las señales y los síntomas; por lo general, esa persona es la pareja u otro miembro de la familia.

Una persona que no lo haya visto en unos meses o un año generalmente se dará cuenta del cambio en su personalidad o en su nivel de funcionalidad. Los miembros de la familia que lo ven todos los días o todas las semanas pueden no darse cuenta de la lenta progresión de los síntomas. Y todo el mundo, inclusive los doctores, tienden a hacer a un lado los problemas de memoria atribuyéndolos al avance de los años. Sólo alguien que lo haya visto resolver crucigramas el año pasado y ahora ve que usted no recuerda dónde dejó los anteojos puede dar la señal de alarma.

El temor de saber que tiene Alzheimer es la razón principal por la cual usted podría demorar la visita al médico. Pero debe recordar que saber es poder. En el caso de la enfermedad de Alzheimer, cuanto más pronto lo sepa, más rápidamente podrá hacer algo al respecto.

¡Alerta!

Detectar el Alzheimer seis meses antes significa una reducción del 65% en la cantidad de meses de cuidado en una institución y una reducción del 48% en tratamiento innecesario con medicamentos, según el Dr. Daniel Silverman, profesor asistente de farmacología molecular y médica y director asociado de imágenes médicas del Centro para la Enfermedad de Alzheimer de UCLA.

Es posible que usted vaya donde el médico de la familia y le pregunte directamente: "¿Tengo Alzheimer?". Es posible que tome al doctor por sorpresa, pero si él ha notado algún deterioro de su condición mental en los últimos años, entonces usted le habrá abierto la puerta para que averigüe por qué se siente como se siente.

Es una cuestión de exclusión

Antes que usted termine la frase, el médico habrá pensado otras causas que podrían producir sus síntomas. Con el fin de hacer un diagnóstico de Alzheimer, el médico tiene que excluir todas las demás condiciones con base en su historia médica, los exámenes físicos y neurológicos, los exámenes de laboratorio y las escanografías. Dado que para hacer un diagnóstico definitivo de Alzheimer se debe hacer una autopsia, el médico tiene que descartar todas las demás posibilidades antes de decirle que tiene Alzheimer. Este proceso se denomina *diagnóstico diferencial*. La enfermedad de Alzheimer es un tipo de demencia que resulta difícil distinguir entre muchas otras condiciones. Algunas de esas otras causas de demencia son más tratables que el Alzheimer:

- Senilidad y demencia
- Síndrome cerebral orgánico
- Desórdenes cardiovasculares
- Lesión cerebral inducida por trauma
- Desórdenes metabólicos
- Medicamentos recetados e interacciones entre drogas

Senilidad y demencia

Muchos consideran todavía que la senilidad y la demencia forman parte del proceso natural de envejecimiento. Se trata de diagnósticos generales usados libremente para diagnosticar cualquier síntoma que tenga que ver con la memoria en los pacientes ancianos. Asumimos que con la edad la mayoría de la gente pierde algunas células cerebrales y que su función mental decae.

Hecho

En 1998, el Dr. Morrison-Bogorad de NIH afirmó: "Nuestro reto consiste en educar al médico de familia para que cree conciencia entre la gente sobre cuándo debe preocuparse por una posible demencia". Afirmó que la mala memoria no es parte del envejecimiento normal y que es importante identificar los impedimentos cognitivos leves porque las personas que los padecen tienen más probabilidades de desarrollar Alzheimer en unos años que las personas que no tienen esos problemas.

La definición de demencia senil es: un tipo de desorden cerebral caracterizado por el deterioro mental progresivo e irreversible, la pérdida de la memoria y la desorientación, que afecta a algunas personas alrededor de los sesenta y cinco años. Qué irónico que la edad para pensionarse sea también la edad señalada como el comienzo de la senilidad.

Síndrome cerebral orgánico

El síndrome cerebral orgánico (OBS por su sigla en inglés) es un término general usado para designar las enfermedades que afectan la condición mental. El término "orgánico" se refiere a una enfermedad física o condición que afecta el cerebro y causa la disminución de la función mental. Los desórdenes psiquiátricos no están incluidos en esta categoría. Los síntomas varían según la enfermedad, pero en general incluyen la confusión, el delirio, la demencia y la agitación.

El síndrome cerebral orgánico es una enfermedad de las personas mayores; es como si el cerebro se oxidara con la edad y funcionara más lentamente. Pero no se trata de algo inevitable. Hay muchos padecimientos asociados con el síndrome cerebral orgánico. Muchos de ellos pueden presentar síntomas parecidos a los de la enfermedad de Alzheimer, porque esta es también un trastorno neurológico degenerativo. Por esto resulta necesario descartar esas enfermedades mediante el diagnóstico diferencial.

La enfermedad de Creutzfeldt-Jakob o enfermedad de la vaca loca

Esta enfermedad es un síndrome cerebral orgánico que progresa rápidamente y afecta la función mental y el movimiento. Se caracteriza por el deterioro del cerebro debido a una partícula de proteína semejante a un virus, conocida como prión, que se transmite de una criatura viviente infectada a los seres humanos. Es una enfermedad muy rara que padecen dos de cada millón de personas. La edad promedio de aparición es a los cincuenta años.

¡Alerta!

Una variación muy rara de la enfermedad de Creutzfeldt-Jakob ha aparecido en adolescentes que han sido tratados con una hormona del crecimiento infectada con priones. Debido a esto se prohibieron todas las hormonas de crecimiento humano naturales y ahora se fabrican sintéticamente, así se elimina la posibilidad de infección.

La enfermedad de Creutzfeldt-Jakob se distingue del Alzheimer por su progresión rápida y fatal. Comienza con cambios en la personalidad y una coordinación defectuosa y avanza hasta la demencia severa, los espasmos musculares y la rigidez en la postura.

Los transplantes, tales como los de córnea de donantes que padecen la enfermedad conllevan el peligro de adquirirla. Una historia familiar de demencia es también un factor de riesgo.

Hoy se sabe más acerca de la enfermedad de Creutzfeldt-Jakob debido a la experiencia británica y ahora norteamericana con la vaca loca. Esta enfermedad puede estar relacionada con otras enfermedades causadas por priones, entre ellas el kuru (documentada en los cazadores de cabezas de Nueva Guinea), el scrapie (que afecta a los ovinos) y la encefalitis espongiforme bovina.

Corea de Huntington

Este síndrome cerebral orgánico también es raro, afecta a cinco personas de un millón. Se trata de una condición hereditaria causada por una mutación genética. La corea de Huntington causa la degeneración de las células nerviosas del cerebro. Se asemeja al Alzheimer en cuanto a los cambios en la personalidad, la pérdida progresiva de la función mental y la pérdida de funciones cognitivas tales como el habla, las habilidades de cálculo y la facultad de juzgar.

Fue descrita por primera vez por el médico estadounidense George Huntington en 1872, pero fue sólo en 1993 cuando un equipo de investigadores del Massachusetts Institute of Technology (MIT) descubrió el gen responsable de esta enfermedad en el cromosoma número cuatro. Se diferencia del Alzheimer porque los síntomas aparecen entre los treinta y cinco y los cincuenta años, aunque el gen esté presente desde el nacimiento.

La corea de Huntington causa demencia pero, a diferencia del Alzheimer, se trata de una condición hereditaria. Si un padre tiene el gen, entonces la mitad de sus hijos tendrán la condición. También se distingue del Alzheimer porque se caracteriza por frecuentes movimientos faciales o corporales anormales que incluyen los movimientos espásticos. "Corea" viene de la palabra "danza" en griego y hace referencia a los movimientos del cuerpo, semejantes a los de una marioneta.

Esclerosis múltiple

La esclerosis múltiple (MS, por su sigla en inglés) es un síndrome cerebral orgánico que involucra al cerebro y la médula espinal. Es una enfermedad que causa la cicatrización o esclerosis de la capa de mielina que recubre todas las células nerviosas del cuerpo. Seis de diez casos afectan a las mujeres; es una enfermedad relativamente común que ocurre en una de cada 1.600 personas. No es una enfermedad de la vejez ya que aparece entre los veinte y los cuarenta años. En las personas mayores de sesenta y cinco años, la esclerosis múltiple es una causa importante de discapacidad.

La enfermedad aparece con episodios repetidos de inflamación del tejido nervioso en cualquier parte del cerebro o de la médula espinal. La inflamación puede afectar la vista, el movimiento o los sentidos; es diferente en cada persona. La cicatrización de varios nervios retrasa o bloquea la transmisión de impulsos nerviosos en el área inflamada, dando así lugar a los síntomas típicos de la enfermedad.

Sabemos que la esclerosis múltiple es causada por una inflamación pero no sabemos qué dispara la inflamación. Los investigadores suponen que es causada por algún tipo de infección viral o alguna anormalidad de los genes que controlan el sistema inmune o una combinación de los dos.

Hidrocefalia normotensiva (NPH por su sigla en inglés)

Este síndrome cerebral orgánico se da cuando se bloquea el flujo normal de líquido cefalorraquídeo (LCR). Al no tener vía de salida, se acumula y expande los ventrículos del cerebro; la presión que ejerce en el tejido cerebral adyacente causa la destrucción de estos. Tal como se ha venido descubriendo, cualquier daño al delicado tejido cerebral puede llevar a síntomas de demencia. Esta condición se da en una de cada 100.000 personas y es reversible y tratable cuando es diagnosticada apropiadamente.

Algunos factores de riesgo y causas de la hidrocefalia normotensiva son las lesiones en la cabeza, la cirugía cerebral, la meningitis y las hemorragias cerebrales. La presión se disminuye con frecuencia cuando baja la inflamación con el tiempo. Además se puede insertar una válvula o tubo de drenaje para liberar el exceso de LCR acumulado.

Enfermedad de Pick

La enfermedad de Pick, también conocida como demencia presenil, ocurre en los adultos jóvenes. Esta enfermedad se caracteriza por la atrofia cerebral y las autopsias han revelado la presencia de cuerpos anormales (cuerpos de Pick) en las células nerviosas, por lo general en el lóbulo frontal o temporal del cerebro. Se trata de un desorden raro que sólo se da en una de cada 100.000 personas

La enfermedad de Pick es más común en las mujeres y puede presentarse en personas de hasta veinte años, pero por lo general comienza entre los cuarenta y los sesenta años de edad. Se diferencia del Alzheimer porque no se observa la presencia de placas u ovillos, pero los síntomas sí se parecen a los del Alzheimer. Se desconoce la causa de la enfermedad de Pick, pero se cree que es un desorden genético.

Enfermedad de Parkinson

Este es un desorden mucho más común que las otras enfermedades neurológicas de las que hemos hablado. Se da en 2 de cada 1.000 personas, pero a diferencia del Alzheimer se desarrolla temprano, alrededor de los cincuenta años. Afecta por igual a hombres y mujeres y se ha convertido en una de las enfermedades más comunes del sistema nervioso en la población mayor de cincuenta años.

¡Alerta!

El Dr. Grandinetti les dijo a los participantes en la reunión de la Academia Americana de Neurología celebrada en Honolulu en abril del 2003 que la ingestión de frutas con pesticidas podría ser un factor de riesgo para la enfermedad de Parkinson. En el 2000, un estudio de la Universidad de Stanford vinculó el riesgo de Parkinson con la exposición laboral a químicos e incluso a los pesticidas utilizados en el hogar. Los investigadores creen que estos venenos pueden matar ciertas células cerebrales específicas.

Esta enfermedad se caracteriza porque afecta el movimiento y dificulta el caminar. Produce también movimientos de la cabeza y de las manos y pérdida de coordinación. Como en el caso del Alzheimer, hay un daño progresivo de las células nerviosas, pero en el caso de la enfermedad de Parkinson el daño se limita a las células nerviosas en el área del cerebro que controla el movimiento. La dopamina, un neurotransmisor de estas células, se reduce y produce la pérdida de la función muscular. Al igual que en el Alzheimer, no se sabe exactamente por qué se destruyen las células. La demencia es uno de los síntomas de las etapas posteriores de Parkinson. Por otra parte, algunos de los medicamentos usados para tratar la enfermedad pueden causar demencia.

Afecciones pulmonares y enfermedades relacionadas con el alcohol

Varias afecciones pulmonares pueden causar o agravar el síndrome cerebral orgánico sencillamente porque no llega suficiente oxígeno al cerebro. La apnea del sueño es una condición cada vez más frecuente en la que la respiración cesa por varios segundos y se reduce el oxígeno en el cerebro. El enfisema también puede reducir la provisión de oxígeno al cerebro. Todas estas condiciones pueden causar síntomas de confusión e incluso pérdida de la memoria, los cuales podrían ser malinterpretados por el observador casual como signos de demencia.

Información esencial

El enfisema es causado por el cigarrillo y sus síntomas tempranos típicos son la dificultad para respirar y la falta de aire al caminar, subir escaleras o hacer las labores domésticas. Los bajos niveles de oxígeno causan ansiedad, insomnio, confusión, debilidad y pérdida del apetito, síntomas que se parecen a los del Alzheimer. El dejar de fumar y el ejercicio son la clave para mantener una buena provisión de oxígeno en el cerebro.

La demencia inducida por el alcohol se llama síndrome de Wernicke-Korsakoff. La causa subyacente es una deficiencia de vitamina B_1 causada por la desnutrición frecuente en casos de uso habitual del alcohol. El síndrome de Wernicke-Korsakoff afecta a las personas entre los cuarenta y ochenta años y se manifiesta gradualmente. No obstante, los síntomas se pueden reversar a menudo, especialmente en las primeras etapas, administrando altas dosis de vitamina B_1.

Afecciones cardiovasculares

El corazón y los vasos sanguíneos son los encargados de transportar sangre rica en oxígeno y glucosa a todo el cuerpo. Así, es obvio que cuando el corazón y los vasos sanguíneos se ven afectados o dañados, no pueden transportar suficiente oxígeno y glucosa al cerebro. La falta de oxígeno en el cerebro durante más de cuatro minutos puede causar la muerte. Períodos más breves de falta de oxígeno o bajos niveles de oxígeno prolongados pueden causar la muerte de las células nerviosas del cerebro, así como ocasionar síntomas de demencia.

¡Alerta!

Los infartos y los derrames son emergencias de vida o muerte en los que cada segundo cuenta. Las señales de alerta son el malestar en el pecho (dolor presión, tensión, sensación de llenura); dolor o incomodidad en uno o ambos brazos, la espalda, el cuello, la mandíbula o el estómago; la falta de aire y otros síntomas como el sudor frío, la náusea o el mareo. Si usted tiene cualquiera de estos síntomas, llame inmediatamente a una línea de emergencia.

Los siguientes desórdenes cardiovasculares pueden disminuir el flujo de sangre al cerebro:

- **Arritmias:** alteraciones del sistema de conducción eléctrica del corazón que interrumpen el ritmo cardiaco. Cuando el corazón late demasiado lento o demasiado rápido y se altera el flujo de sangre al cerebro, así sea por unos segundos, se puede causar daño al cerebro.
- **Infecciones cardiacas:** bacteriales o virales del recubrimiento interno del corazón que pueden interrumpir el flujo sanguíneo al cerebro.
- **Demencia multiinfarto (MID, por su sigla en inglés)**: afecta a 4 de cada 10.000 personas y equivale al 10 o 20% de todas las demencias. Sucede cuando la placa de colesterol aterosclerótica en las arterias se separa y bloquea los pequeños vasos sanguíneos del cerebro, lo que causa la muerte del tejido.
- **Derrames:** son causados generalmente por un coágulo de sangre o por la acumulación de placa de colesterol que bloquea una arteria del cerebro. Dependiendo del sitio donde ocurra, puede imitar uno o todos los síntomas de la demencia. La incidencia de los derrames es 4 de cada 1.000 personas y es la tercera causa de mortalidad en los Estados Unidos. Los riesgos de derrames son la hipertensión, la enfermedad cardiovascular, el cigarrillo, el colesterol alto y la diabetes.
- **Ataques isquémicos transitorios (TIA, por su sigla en inglés):** también se llaman miniderrames y se definen como la interrupción de flujo sanguíneo y la disminución de la función cerebral por menos de veinticuatro horas cada vez.

Lesión cerebral inducida por trauma

Los accidentes automovilísticos, los traumas deportivos, los accidentes de ciclismo y las caídas serias pueden resultar en lesiones encefálicas que causan inflamación y sangrado. Esto hace presión sobre el delicado tejido cerebral y a veces ocasiona síntomas de demencia. Si usted ha tenido una lesión en la cabeza y sospecha algún daño cerebral, esa puede ser la causa. Sin embargo, a veces los síntomas aparecen mucho después del evento traumático.

Hasta un trauma menor, combinado con la ingestión de anticoagulantes o aspirina o alcohol, puede adelgazar la sangre y convertir un sangrado leve en uno severo. Los síntomas pueden aparecer tan gradualmente que el trauma y los síntomas no se relacionan. Los resultados podrían ser síntomas debidos a un hematoma subdural crónico, hemorragia intracerebral, hemorragia subaracnoidea o conmoción.

Trastornos metabólicos

Los trastornos del metabolismo pueden producir químicos en el cuerpo que son tóxicos para el cerebro. Esta forma de demencia ocurre en 1 de cada 10.000 individuos, puede ser reversible y debe ser investigada a fondo por su médico. La insuficiencia hepática o renal puede causar la demencia y generalmente no es reversible.

Trastornos endocrinos

Las causas metabólicas de la demencia incluyen trastornos endocrinos como:
- Enfermedad de Addison: falla de las glándulas suprarrenales.
- Enfermedad de Cushing: superproducción de la hormona adrenal.
- Nefropatía diabética: enfermedad renal diabética.
- Cetoacidosis diabética: sobreproducción de cetonas.
- Insulinoma causante de hipoglucemia: bajo nivel de azúcar en la sangre.
- Hipoglucemia: bajo nivel de azúcar en la sangre.
- Hipoparatiroidismo: desequilibrio de calcio en el cuerpo.
- Hiperparatiroidismo: desequilibrio de calcio en el cuerpo.
- Hipotiroidismo: hormona tiroides baja.
- Tirotoxicosis: sobreproducción de tiroides.
- Feocromocitoma: sobreproducción de adrenalina.

Desequilibrio electrolítico y deficiencia nutricional

Los trastornos metabólicos que causan la demencia pueden manifestarse como desórdenes de los electrolitos, lo que crea desórdenes ácido/base, sodio bajo, calcio elevado, potasio bajo y magnesio bajo. Los trastornos nutricionales tales como la deficiencia de la vitamina B_1, B_{12} o niacina y la baja ingestión de proteínas y calorías pueden producir demencia. Los estudios demuestran que la mayoría de los pacientes que viven en hogares geriátricos están desnutridos y presentan deficiencias de vitaminas.

Medicamentos recetados e interacciones entre drogas

Los medicamentos recetados pueden causar síndrome cerebral orgánico tóxico. Claro está que se hacen pruebas clínicas exhaustivas antes de aprobar una droga, pero los individuos que participan en esas pruebas son hombres blancos saludables. Un medicamento puede pasar todas las pruebas necesarias para su aprobación por la FDA, pero sólo cuando llega a la población general es usada por personas de todas las edades.

¡Alerta!

La población mayor de sesenta y cinco años consume más de la tercera parte de todos los medicamentos recetados en los Estados Unidos. El Dr. Robert Epstein, de Medco Health Solutions, Inc., condujo un estudio en el 2003 acerca de las tendencias en los medicamentos; halló que las personas mayores consultan a varios médicos, obtienen múltiples recetas y usan varias farmacias. La persona mayor promedio recibe unas veinticinco recetas médicas al año.

Sin embargo, en los ancianos el metabolismo de las drogas suele ser más lento, lo que significa que se necesita más tiempo para que una droga sea eliminada del cuerpo. El movimiento intestinal es más lento, así como la digestión, el hígado no trabaja a su velocidad máxima. Por lo tanto, si se le recetan dosis altas a una persona mayor, existe la posibilidad de una reacción tóxica al medicamento. Con frecuencia, los ancianos toman varios medicamentos recetados; esto crea una compleja serie de interacciones entre las drogas que puede causar síndrome cerebral orgánico tóxico. Casi la cuarta parte de nuestra población de ancianos es admitida en hospitales o unidades de atención debido a los efectos secundarios de los medicamentos.

Capítulo 4

Su examen físico y las etapas de la enfermedad de Alzheimer

Tal vez usted va donde el médico para su examen anual y le va divinamente. Por lo general, estos exámenes incluyen: toma de tensión, auscultación de corazón y pulmones y prueba de reflejos, y nada más. Es posible que cada cierto tiempo se haga exámenes de sangre para chequear la hemoglobina y el colesterol, que habitualmente están dentro de un rango normal. Un examen físico es algo muy básico, a menos que el médico busque algo específico. Por este motivo, usted tendrá casi que obligar al médico para que lo examine para la enfermedad de Alzheimer.

Historia médica y examen físico

Con la lista de demencias en mente, su médico le hará una historia clínica y determinará cuándo comenzó a tener problemas de memoria, confusión y cambios de personalidad. Le preguntará si ha sufrido algún trauma encefálico o alguna cirugía, si toma algún medicamento y si ha estado expuesto a químicos tóxicos. Luego hará una historia familiar detallada que incluye a cualquier miembro de la familia que haya padecido una enfermedad neurológica.

Hecho

Un informe, publicado en los *Annals of Internal Medicine* el 7 de mayo de 2002, analiza las "Expectativas y las actitudes del público frente a los exámenes y pruebas físicos anuales". Las directrices recientes para la prevención de la enfermedad en los adultos no recomiendan un examen físico exhaustivo anual. El estudio encontró que el público estadounidense vería con malos ojos el que se eliminara el examen físico anual y no lo cubrieran los seguros.

Su médico le realiza el examen físico. Si sospecha la presencia de alguna enfermedad neurológica, lo remitirá a un especialista. Entretanto, el médico hará el siguiente examen:

- **Aspecto general:** buscará si hay una apariencia de apatía y mirada inexpresiva para eliminar la enfermedad de Parkinson.
- **Aspecto general:** sobre el estatus nutricional, verificará si hay deshidratación, desgaste muscular, moretones, pelo y uñas quebradizos y piel seca.
- **Ojos:** hará un examen de ojos para descartar la posibilidad de tumores cerebrales que causan una presión que puede observarse en el fondo del ojo.
- **Cabeza:** examinará los nervios craneales para descartar tumores cerebrales.
- **Cuello:** palpará la tiroides para ayudar en el diagnóstico de hipotiroidismo o hipertiroidismo.
- **Corazón:** chequeará los latidos del corazón, el pulso y la presión arterial para descartar arritmias, problemas de válvulas e hipertensión.
- **Pulmones:** auscultará los pulmones para descartar enfermedades pulmonares.

- **Reflejos:** examinará los reflejos para ayudar a descartar otras enfermedades neurológicas.
- **Abdomen:** palpará el hígado para descartar enfermedades hepáticas.

El neurólogo

Si su médico de familia sospecha que usted puede tener una enfermedad neurológica, lo remitirá a un neurólogo para decidir sobre un diagnóstico. Es probable que su médico ya haya realizado una evaluación de su estado mental, pero el neurólogo hará un examen más exhaustivo. Los neurólogos utilizan pruebas estandarizadas para la memoria, el razonamiento, la coordinación visual-motora y las habilidades de lenguaje. De hecho, los científicos están descubriendo que los exámenes de memoria pueden dar el diagnóstico más acertado de Alzheimer. Los investigadores trabajan fuertemente para mejorar una serie de pruebas estandarizadas que se puedan administrar a las personas en riesgo para una detección temprana del Alzheimer o para predecir si la persona está en riesgo de desarrollar la enfermedad en el futuro.

Estas pruebas se utilizan también para monitorear el progreso de la enfermedad de Alzheimer.

Hecho

El Miniexamen del Estado Mental consta de treinta preguntas. Sus respuestas le ayudarán al médico a determinar su estado mental. Las preguntas cubren diversos aspectos de las capacidades mentales tales como la orientación, la capacidad para registrar las preguntas, la atención, el recuerdo y las habilidades de lenguaje. Esta prueba se usa extensamente para diagnosticar y evaluar el avance de la enfermedad de Alzheimer.

El primer examen se convertirá en la prueba de base. Las pruebas que se usan actualmente son el Miniexamen del Estado Mental (MMSE, por su sigla en inglés) y la Escala de Automantenimiento del Estado Físico (PSMS, por su sigla en inglés). Estas evalúan las habilidades cognitivas (pensamiento) y la funcionalidad. Es posible que para empezar le pregunten qué día es, de qué mes y de qué año. Luego vendrán preguntas más difíciles. Le pedirán que nombre objetos comunes a partir de imágenes y quizá que use cubos para reconstruir imágenes de estructuras hechas con cubos.

Se realizan también otros exámenes neurológicos para chequear las sensaciones, el equilibrio y la temperatura. Luego hay que tomar escanografías y exámenes de laboratorio.

Por lo general, se realiza una escanografía cerebral para detectar otras causas de demencia, por ejemplo los derrames. Los exámenes de laboratorio pueden ayudar a descartar enfermedades metabólicas, endocrinas y de los órganos.

Pruebas para detectar la enfermedad de Alzheimer

Las pruebas para detectar la enfermedad de Alzheimer se enfocan en ciertas áreas. Como no hay una sola prueba definitiva para detectar la condición, se trata de un proceso de exclusión de otras condiciones posibles, mediante intensos exámenes de memoria y de lenguaje, y exámenes más sofisticados de escanografía cerebral.

Las pruebas para detectar el Alzheimer incluyen ejercicios de memoria y de lenguaje, exámenes para detectar daño cerebral y otros para detectar cambios en la química de la sangre y su relación con el Alzheimer, además de las imágenes neurales.

Hecho

El 24 de abril de 2001, la cadena de noticias BBC informó acerca de la "prueba de diez minutos para el Alzheimer", también conocida como la Prueba de Aprendizaje de Asociados Pares de CANTAB. Los diseñadores de la prueba, quienes han publicado los resultados iniciales en las revistas *Dementia* y *Geriatric Cognitive Disorders*, afirman que la prueba puede identificar a quienes padecen de Alzheimer de los pacientes con depresión y aquellos sin ningún tipo de desorden neuropsiquiátrico con una precisión del 98%.

Una imagen vale más que mil palabras

Podríamos aprender muchísimo acerca del Alzheimer si pudiéramos captar la enfermedad en algún tipo de escanografía disponible actualmente. Sólo tiñendo secciones del cerebro para examinarlas bajo el microscopio, sería posible ver las placas y los ovillos. En los últimos diez años se han desarrollado varios sistemas de imágenes que parecen promisorios en cuanto al diagnóstico del Alzheimer.

Según una investigación del 2002, las imágenes de resonancia magnética (MRI, por su sigla en inglés) del cerebro pueden detectar la enfermedad de Alzheimer décadas antes de que aparezcan las primeras señales de demencia. Cuando le hacen una resonancia magnética, le inyectan una tintura llamada gadolinio, que es diferente a la tintura de yodo utilizada en las tomografías computarizadas o en los rayos X. En aquella no hay radiación, ya que un imán produce las imágenes.

Según el estudio de UCLA, la tomografía por emisión de positrones (TEP) puede detectar la enfermedad de Alzheimer en su etapa más temprana. Para hacer una escanografía TEP, le inyectan glucosa radiactiva al paciente y lo exponen a una radiación similar a la de los rayos X del tórax.

La tomografía computarizada por emisión única de fotones (SPECT) requiere la inyección de un material radiactivo en el flujo sanguíneo. Luego una cámara de medicina nuclear registra la radiactividad en el cerebro. Esta escanografía es utilizada en las etapas de investigación y puede ayudar a detectar el Alzheimer, las enfermedades neurodegenerativas, los derrames y las convulsiones. También puede ser útil para hacerles seguimiento a los tratamientos del Alzheimer con medicamentos.

¡Alerta!

En noviembre de 2002, Charlton Heston fue diagnosticado con Alzheimer utilizando una escanografía TEP e hizo unas declaraciones a la prensa afirmando que creía en la detección temprana de la enfermedad mediante esta técnica. Sin embargo, en diciembre de 2000, Medicare se negó a asignar fondos equivalentes a 2.000 dólares para financiar escanografías TEP para el Alzheimer.

Dada la creciente presión para que se diagnostique el Alzheimer mientras las personas están vivas, los investigadores en el campo de la escanografía cerebral están empeñados en hallar una respuesta. Sin embargo, algunos médicos creen que este tipo de diagnóstico basado en la escanografía es prematuro porque no hay un programa definitivo para la prevención del Alzheimer ni un programa de tratamiento que cure la enfermedad.

De todos modos, preferiría no saberlo

Por favor no se deje vencer. Cada día hay más investigación sobre la enfermedad de Alzheimer. Además, el diagnóstico precoz tiene otras ventajas. A veces es bueno saber que sucede algo físico, incluso un diagnóstico errado es un diagnóstico.

Cuanto más pronto usted y su familia sepan que tiene Alzheimer, más pronto podrán empezar a planear el futuro.

Es conveniente tomar decisiones económicas, pensar en cuestiones de vivienda y poderes legales, además de crear un sistema de apoyo lo más pronto posible.

Enfermedad de Alzheimer posible o probable

Cuando usted reciba el diagnóstico definitivo del médico, dirá Alzheimer posible o probable. Alzheimer probable significa que el médico ha intentado descartar todos los demás desórdenes de demencia y ha llegado a la conclusión de que sus síntomas probablemente se deben a la enfermedad de Alzheimer.

El diagnóstico menos preciso de Alzheimer posible implica que aunque es posible que el Alzheimer sea la causa principal de su demencia, puede haber una o más condiciones diferentes que causen o empeoren los síntomas de Alzheimer. Es posible que su médico no sepa cuáles son esas otras condiciones.

Avance documentado de la enfermedad de Alzheimer

Aunque no sepamos cuáles son las causas del Alzheimer, hemos podido descubrir lo que sucede en el cerebro cuando la enfermedad ataca y relacionar eso con los progresivos cambios físicos y mentales. En el caso de un diagnóstico tardío, el tiempo hasta la muerte puede ser tan corto como tres años, especialmente en los pacientes mayores de ochenta años, o tan largo como diez años, en pacientes más jóvenes.

Información esencial

Es posible hacerle seguimiento al avance del Alzheimer y a los efectos del tratamiento mediante un equipo de resonancia magnética conectado a un video. Un estudio publicado en febrero de 2003 en el *Journal of Neuroscience* utilizó escanografías cerebrales secuenciales cada tres meses durante dos años en doce pacientes para mostrar cómo el daño comienza en el hemisferio izquierdo y poco a poco se va extendiendo hasta abarcar todo el cerebro, algo que normalmente no se ve sino mediante una autopsia.

A lo largo de los últimos años, ha prevalecido un esfuerzo concertado por documentar el avance de los síntomas de la enfermedad de Alzheimer mediante la clasificación en etapas, con el fin de determinar las opciones de tratamiento y de evaluar las necesidades de cuidado en casa y a largo plazo.

La progresión de los síntomas del Alzheimer parece seguir a la acumulación de placas y ovillos y a la degeneración de las células nerviosas del cerebro. Sabemos que la placa se acumula primero cerca del hipocampo o centro de la memoria y luego dentro del mismo. No obstante, la placa puede aparecer diez o veinte años antes de que se manifiesten los síntomas. A medida que la placa se acumula y se extiende, se afecta primero la memoria y luego, lenta pero inexorablemente, todos los aspectos del comportamiento, el pensamiento y el juicio. Las etapas finales comprometen las áreas de movimiento y coordinación, lo que causa la inmovilidad.

Las siete etapas de la enfermedad de Alzheimer

En general, los médicos hablan de tres etapas de la enfermedad con base en los síntomas: leves, moderados o severos. Esta clasificación se puede comparar con la más precisa clasificación en siete etapas:

* Etapa 1: ausencia de impedimentos cognitivos.
* Etapa 2: deterioro cognitivo muy leve; pérdida de memoria.
* Etapa 3: deterioro cognitivo leve; comienzos del estado de confusión.
* Etapa 4: deterioro cognitivo moderado (fase leve); estado de confusión avanzado.
* Etapa 5: deterioro cognitivo moderadamente severo; inicio de la demencia.

- Etapa 6: deterioro cognitivo severo (fase moderadamente severa); demencia intermedia.
- Etapa 7: deterioro cognitivo muy severo (fase severa); demencia avanzada.

Nadie experimenta los síntomas de igual manera ni se clasifica fácilmente en una sola de las etapas en un momento dado. El propósito de identificar estas etapas del Alzheimer no es clasificar forzosamente a las personas en una de esas etapas, sino darles al paciente, al médico y a los cuidadores una imagen clara de cómo avanza la enfermedad. Se puede hacer una lista de estos síntomas en un diario de la enfermedad para ir señalándolos periódicamente y así observar el avance del mal.

Etapa 1: Ausencia de impedimentos cognitivos

En esta primera etapa del Alzheimer, no hay síntomas perceptibles. El 60% de la población posee el gen ApoE4 que crea propensión al Alzheimer. Muchos de nosotros estamos en riesgo de derrames o tenemos altos niveles de homocisteína, que también aumentan la posibilidad de Alzheimer. Esta es la etapa en la que una modificación del estilo de vida, en el sentido de ingerir una dieta adecuada, hacer ejercicio y asegurar la presencia de ciertos nutrientes puede significar la diferencia entre la salud y el Alzheimer. Esta es la etapa en la que podrían comenzar a formarse las placas y los ovillos en el cerebro, aunque los síntomas sólo aparezcan diez o veinte años después.

Etapa 2: Deterioro cognitivo muy leve

Esta es la etapa de los lapsus de memoria. Los nombres, las llaves y los anteojos desaparecen en un abrir y cerrar de ojos, pero usted es el único que parece preocuparse por eso. Es una etapa que muchos identifican con el envejecimiento, con el estrés, con tener demasiadas cosas para atender; para muchas personas, esto es exactamente lo que pasa; tratan de manejar demasiadas cosas en su vida agitada y están sobrecargadas.

Información esencial

Es primordial que usted se sienta a gusto con su médico de familia y que también se sienta a gusto con el neurólogo al que lo remiten. Usted tiene que estar seguro de que, a medida que pierde la memoria, contará con alguien que le ayude. Establecer esto al comienzo de la enfermedad le aliviará mucho el estrés.

Aunque usted le mencione los lapsus de memoria al médico, es posible que él no los crea importantes, y nadie más parece darse cuenta. En esta etapa ni siquiera se trata de negación; simplemente es parte de la vida. Si usted desarrolla Alzheimer más adelante, esta etapa será identificada como aquella en la que aumenta la acumulación de placas y ovillos en el cerebro.

Etapa 3: Deterioro cognitivo leve

Esta etapa corresponde a lo que los médicos llaman Alzheimer leve. Su familia y sus amigos comentan sus problemas. Físicamente usted está muy bien, pero lo que sucede en su cerebro ha comenzado a afectar la memoria, el lenguaje y el razonamiento, pero no ha llegado a perjudicar los centros de movimiento.

En una sociedad que iguala la enfermedad al malestar físico, esta enfermedad no da pistas físicas tempranas. Pero a usted se le dificulta cada vez más controlar su mundo. Usted también puede creer que se trata de síntomas de la vejez. No obstante, en este momento podría hacerse un diagnóstico de Alzheimer posible con base en pruebas detalladas del estado mental. Los síntomas son leves, pero si se suman todos, forman un patrón innegable. Los síntomas principales de esta etapa son: dificultad para recordar nombres o la palabra adecuada, incapacidad de recordar lo que se ha leído, el extravío de objetos importantes, la incapacidad para planear u organizar, la demora para completar tareas, la incapacidad para desempeñarse bien en el trabajo y una creciente sensación de ansiedad.

Etapa 4: Deterioro cognitivo moderado

El Alzheimer leve comprende las etapas 3 y 4. En la etapa 4 hasta un examen médico superficial detectaría las deficiencias neurológicas. Los cambios de personalidad se hacen evidentes; el más frecuente es un comportamiento tímido, tendiente al aislamiento en los grupos de personas.

Hecho

Es muy importante involucrar a la persona con Alzheimer moderado en actividades sociales estimulantes. Los juegos, el ejercicio, la danza, las actividades creativas, el recordar el pasado y el contar cuentos ayudan a mantener activo el cerebro y el cuerpo sano. Trate de superar su resistencia o la de su ser querido a estas actividades por sentirse avergonzado de los lapsus de memoria.

Los síntomas que se destacan en esta etapa son: la disminución del conocimiento o de la conciencia de lo que ocurre, la dificultad para contar hacia atrás desde 100, de siete en siete, la dificultad para hacer una lista de compras y luego hacer las compras, los errores en el pago de cuentas y el manejo de las finanzas, el olvido de ciertos aspectos de la historia personal, el extraviarse en sitios conocidos, la toma de malas decisiones por juicios erróneos, la pérdida de la espontaneidad y los cambios de estado de ánimo.

Etapa 5: Deterioro cognitivo moderadamente severo

Esta es la etapa del Alzheimer moderado. Los lapsus de memoria son evidentes y hay problemas obvios con el pensamiento, el lenguaje y las tareas. En el cerebro, las placas y los ovillos se han extendido desde el centro de la memoria del hipocampo y han aumentado en las áreas de la corteza cerebral que controlan el pensamiento, el lenguaje, el razonamiento y el procesamiento de datos sensoriales. A medida que las células se dañan y mueren, crean áreas de atrofia que pueden diagnosticarse mediante una escanografía cerebral.

En la etapa 5 del Alzheimer, los problemas son tales que ya se requieren cuidados y apoyo diarios. El paciente puede olvidar los teléfonos y las direcciones, pero sí sabe los nombres de la pareja y de los hijos. Aparecen otros síntomas como la confusión con respecto al tiempo y al lugar, la cual empeora al atardecer; la agitación; la inquietud; la ansiedad; la tendencia al llanto; la incapacidad para manejar nuevas situaciones o el estrés; la incapacidad para contar hacia atrás, de dos en dos, desde cuarenta; los problemas con la lectura y la escritura; y la incapacidad para fijar la atención, pensar lógicamente, vestirse apropiadamente para el clima o los eventos, comer o ir al baño sin ayuda.

Etapa 6: Deterioro cognitivo severo

En la escala de Alzheimer leve, moderado o severo, esta corresponde a la etapa moderadamente severa. En esta etapa es evidente que los síntomas empeoran con respecto a la memoria y a la personalidad. La ayuda requerida es mucho mayor, pues se necesita en todos los aspectos de la vida cotidiana. Los problemas de comportamiento como el deambular sin rumbo y la agitación son comunes. Se necesita un mayor cuidado y una supervisión más atenta para impedir que los pacientes se vayan o realicen actividades peligrosas como dejar la estufa encendida o las puertas y las ventanas abiertas.

¡Alerta!

Por favor no trate de cuidar a su ser querido sin ayuda; solicítela. Está su familia, así como muchos servicios nacionales, estatales y comunitarios. Si intenta hacerlo por su cuenta, se enfermará y no podrá seguir cuidando a su familiar, le duplicará la carga a otro miembro de la familia o a la comunidad que ahora tendrá que cuidar a dos personas.

Ahora es cuando se debe buscar la ayuda de los servicios locales. Los pacientes con Alzheimer etapa 6 presentan las siguientes características: no se dan cuenta de su entorno ni de lo que les ha sucedido recientemente; tienen dificultad para recordar su historia personal; pueden olvidar el nombre de la pareja pero reconocen las caras familiares; necesitan ayuda para vestirse; experimentan problemas con el sueño; necesitan ayuda en el baño para limpiarse, soltar el baño y lavarse las manos; comienzan a experimentar incontinencia urinaria y fecal; muestran mayores cambios de personalidad y síntomas de comportamiento como suspicacia, delirio, alucinaciones y comportamientos repetitivos compulsivos; pueden olvidar dónde están, irse y extraviarse; tienen poco o ningún control de los impulsos y es posible que se desvistan en lugares y momentos inapropiados o que usen palabras vulgares; y pueden tener dificultad para levantarse de una silla.

Etapa 7: Deterioro cognitivo muy severo

Esta es la etapa severa del Alzheimer. Implica la pérdida de contacto con el mundo exterior, la incapacidad para responder o hablar de manera coherente y la incapacidad para moverse. En el cerebro, las placas y los ovillos se han extendido por todas partes, lo que causa devastación y atrofia. Los síntomas son los de la incapacidad total y los pacientes necesitan ayuda para comer e ir al baño. Además padecen incontinencia; no pueden caminar, sentarse, sonreír o mantener erguida la cabeza; sólo producen quejidos o gruñidos; los músculos se ponen rígidos; la deglución se ve afectada; pierden peso y sufren convulsiones e infecciones en la piel y duermen durante largos períodos.

Cómo sucumben los pacientes con enfermedad de Alzheimer

Debido a la falta de actividad y la larga permanencia en cama, la mayoría de los pacientes de Alzheimer mueren de otras enfermedades. Una causa frecuente es la neumonía tras un resfriado o influenza, o debido a la aspiración de comida hacia los pulmones debido a la deglución afectada.

No es un espectáculo agradable, ni es algo que nosotros o nuestros seres queridos debamos tener que vivir. Por esto es importante saber todo lo que se pueda sobre el Alzheimer, ubicar a todos los que padecen la enfermedad y realizar toda la investigación necesaria para encontrar una cura que le ponga fin a esta tragedia.

Capítulo 5

Mi médico dice que tengo la enfermedad de Alzheimer

Después de varias visitas al médico y extensas pruebas, su médico le informa que tiene Alzheimer. Aunque dos personas reciban el mismo diagnóstico, no van a reaccionar de la misma forma ante la noticia. Sigamos a dos personas, María y Juan, desde que se enteran de que tienen Alzheimer. Observar estos casos individuales podría facilitar la comprensión de la condición y de cómo enfrentarla.

La historia de María

María venía padeciendo lapsus de memoria durante años. Decía sentirse joven a los setenta años, pero cuando no pudo recordar el nombre de su nieto, encontró las fuerzas para ir al médico. Tanto este como su neurólogo le dicen que tiene Alzheimer posible. El impacto inicial le dura varios días. No logra sacarse de la mente la famosa frase: "Es un gran desperdicio perder la cabeza".

¿Qué hacer ahora?

Lo primero que se le ocurre es echarse a correr; después de todo, la enfermedad no tiene cura. Pero, la rapidez con que avanza la investigación médica podría significar que se descubriera una cura. Además, ella sabe que no puede evadir su propio cerebro.

La negación de los últimos años probablemente le haya robado algo de tiempo precioso que podría haber utilizado para comenzar los tratamientos para combatir la enfermedad de Alzheimer. Por tanto, ha llegado la hora de enfrentar la realidad.

María empieza por leer todo lo que encuentra sobre el Alzheimer. Sus médicos le dan alguna información sobre la enfermedad y sobre los grupos de apoyo locales.

María, entonces, respira profundamente y comienza a aprender todo lo que puede acerca de la enfermedad y de lo que está a su alcance hacer para mejorar esta mala situación.

Información esencial

Existe una gran variedad de sistemas de apoyo disponibles para los pacientes con la enfermedad de Alzheimer. Uno de estos es, en Colombia, la Fundación Acción Familiar Alzheimer Colombia (www.alzheimercolombia.org).

La familia de María ya conoce el diagnóstico. Su hija estaba con ella cuando el neurólogo le dio los resultados preliminares. Por tanto, es hora de sentarse con ellos para discutir lo que tienen en mente.

Esto puede ser difícil al comienzo.

Hay mucha emoción involucrada en los casos de Alzheimer por tratarse de una enfermedad tan devastadora. Pero deberá enfrentar la situación y rogar para que la discusión sea exitosa y salgan de ella con un plan de acción.

En busca de una segunda opinión

La segunda cosa que María decide hacer es obtener una segunda opinión. Su neurólogo le dijo que tenía Alzheimer posible. Eso podría significar que hay otras causas para sus síntomas u otras condiciones físicas que podrían empeorar un Alzheimer leve. Ella quiere que la examinen para descartar esas posibilidades y está decidida a hacerlo, ya sea con los médicos iniciales, si están dispuestos a hacer más investigaciones, o con un nuevo equipo de médicos.

En el caso de María, podemos volver sobre la lista de diagnósticos diferenciales del Alzheimer tratada en el capítulo 3 para asegurarnos de que sean investigados. Con respecto al síndrome cerebral orgánico, no parece probable que María tenga la enfermedad de Creutzfeldt-Jakob ni corea de Huntington hereditaria. Ambas son muy raras y aparecen antes de los cincuenta años. La esclerosis múltiple y la enfermedad de Pick también aparecen a una edad más temprana. Además, no ha tenido ninguna lesión en la cabeza, ni cirugía cerebral, ni meningitis, ni hemorragia cerebral.

Complicaciones cardiovasculares

Las complicaciones cardiovasculares podrían ser una causa más probable o podrían estar interviniendo con los leves síntomas de demencia de María. Después de todo, fumó durante veinte años y sólo dejó el cigarrillo porque sus hijos no lo toleraban.

Cuando tenía unos veinte años, María había sido diagnosticada con prolapso de la válvula mitral, lo cual le causaba arritmias ocasionales. Hace diez años había desarrollado hipertensión cuando su marido murió y toma dos medicamentos para eso: un diurético y un antihipertensivo. Nunca ha tenido una infección cerebral o infartos cerebrales múltiples o derrames. Pero los ataques isquémicos transitorios podrían explicar los episodios repentinos que sufre cada par de meses. Estos parecen pasar y ella creía que se debían al cansancio excesivo. Pero le causan síntomas como insensibilidad, hormigueo y cambios en las sensaciones; dificultades con el habla (habla incomprensible o arrastrar las palabras); debilidad o pesadez en las extremidades; cambios en la visión (visión disminuida o doble); mareo; falta de coordinación; tambaleos, y confusión.

Ya sea por negación o por olvido, María no le informó al neurólogo que tenía esos síntomas. Pidió una cita donde el cardiólogo para que le hiciera exámenes completos del corazón y los vasos sanguíneos.

Hecho

Un estudio publicado en diciembre del 2003 en los *Archives of Neurology* halló que las personas con historia de derrames tenían un riesgo 1,6 veces mayor de desarrollar Alzheimer. Por acumulación, si un paciente que ha tenido derrames también tiene hipertensión, el riesgo es 2,28 mayor, si además tiene diabetes, el riesgo es 4,59 veces mayor. En el caso de enfermedad coronaria, el riesgo es 1,59 veces mayor.

El cardiólogo de María descubrió que la arteria carótida derecha estaba casi completamente bloqueada a la altura del cuello. Las arterias carótidas son las encargadas de llevar la mayor parte de la sangre al cerebro.

Luego de discutir los riesgos y beneficios, María resolvió hacerse una intervención conocida como endarterectomía. Le hicieron una incisión en el cuello justo sobre la arteria, pinzaron la arteria e hicieron una incisión para remover la obstrucción. Sólo estuvo en el hospital tres días y se recuperó rápidamente.

Lesión cerebral inducida por trauma

Lo único que recuerda María en cuanto a traumas encefálicos fue una caída cuando se golpeó contra el hielo patinando. Tuvo una conmoción pues no recuerda haberse caído y su madre tuvo que observarla todo el día para asegurarse de que no se desarrollara nada extraño.

Demencia por causas metabólicas

Las causas metabólicas se presentan con mucha más frecuencia que los síndromes cerebrales orgánicos. Varios tipos de deterioro e insuficiencia de los órganos afectan a 1 de cada 10.000 individuos. María no tiene ni insuficiencia hepática ni renal ya que estas son enfermedades características del final de una etapa y los exámenes que se ha realizado nunca han mostrado daño hepático o renal.

A medida que ella revisa la lista de causas metabólicas, la tiroides y la hipoglucemia le llaman más la atención.

Siempre ha tenido una temperatura corporal baja, un metabolismo lento y pelo seco. Hace poco leyó que esos síntomas pueden relacionarse con el hipotiroidismo.

En cuanto a la hipoglucemia, ella no resiste más de dos horas sin que le dé hambre y dolor de cabeza.

¡Alerta!

El cerebro se vuelve sumamente vulnerable a las excitotoxinas tales como el glutamato monosódico (GMS) y el aspartame (NutraSweet) durante los episodios de bajos niveles de azúcar en la sangre o hipoglucemia. La baja de azúcar ocurre generalmente en personas desnutridas y en aquellas que se saltan comidas. El magnesio y las comidas balanceadas ayudan a evitar la hipoglucemia y a proteger el cerebro de las excitotoxinas.

Los exámenes de sangre para determinar la función de la tiroides sí mostraron un bajo nivel de la hormona tiroidea. Era tan bajo el nivel que a María le recetaron un suplemento de dicha hormona. El médico de la familia también le dio una hoja informativa sobre la dieta para la hipoglucemia donde decía que debía evitar el azúcar, el alcohol y el café, y que debía hacer frecuentes comidas pequeñas para evitar los episodios de disminución de azúcar.

Desequilibrio electrolítico

Hace algunos años, las densitometrías que le realizaron a María mostraron señales de inicio de osteoporosis y comenzó a tomar calcio. Pero los últimos exámenes de sangre mostraban que los niveles de calcio eran altos, probablemente porque lo tomaba a diario. También se vio que los niveles de magnesio estaban bajos porque el calcio en exceso elimina el magnesio, aunque este es tan importante para los huesos como el calcio. El magnesio también es importante para la acción normal de los músculos del corazón. Los niveles de potasio de María también eran muy inferiores, probablemente porque había tomado diuréticos durante años sin ingerir potasio. El médico le dijo que tomara más magnesio para equilibrar el calcio y que agregara naranjas, bananos y verduras a su dieta para aumentar el potasio.

Desequilibrio nutricional

María realmente no sabía cuál era el estatus de sus vitaminas y decidió preguntarle al médico. Al hacerlo descubrió que él estaba muy entusiasmado con un reciente estudio realizado por la Universidad de Johns Hopkins, el cual demostraba que las personas que tomaban vitaminas A y C adicionales a la dieta presentaban una menor incidencia de Alzheimer.

Le dijo que se harían pruebas clínicas en las que se les darían estas vitaminas a pacientes con Alzheimer para comprobar si eso era cierto. Pero le pareció que dada la seguridad de esos suplementos y los hallazgos de ese y otros estudios le daban la suficiente información para recomendarle que tomara vitamina A y vitamina C. Cuando realizaron la prueba de homocisteína salió alta y le recomendó a María que tomara ácido fólico y vitaminas B_6 y B_{12} para reducir esos niveles.

Trastornos respiratorios

Los trastornos respiratorios que más pueden empeorar el Alzheimer son la apnea de sueño y el enfisema. María no tenía signos de apnea pero sí tenía una historia de tabaquismo. Cuando el cardiólogo la evaluó, sus rayos X mostraron un enfisema muy leve causado por su hábito de fumar. No obstante, le dijeron a María que estos síntomas se podían curar mediante el ejercicio regular, que llevaría más oxígeno a los pulmones.

Hecho

En 2001, un estudio publicado en los *Proceedings of the National Academy of the Sciences* encontró que las siguientes actividades físicas disminuían el riesgo de Alzheimer: los deportes, las rutinas de ejercicio en un gimnasio, montar en bicicleta, la jardinería, patinar, caminar y trotar.

Afecciones varias

El resto del diagnóstico diferencial incluye afecciones relacionadas con las drogas y el alcohol, la enfermedad de Parkinson y los medicamentos recetados. María nunca probó las drogas callejeras y por tanto ese no podía ser un factor causante de daño cerebral. Pero captó que el estrés que le causaban sus pérdidas de memoria la había llevado a tomar más vino durante el último año. Había llegado a tomarse hasta tres copas diarias. Cuando descubrió que el alcohol reduce el nivel de las vitaminas B importantes y que no es la mejor forma de relajarse, decidió suprimir su consumo.

Lo que María aprendió

El simple ejercicio de revisar la lista de afecciones que pueden imitar o empeorar el Alzheimer fue como una mina de oro para María. Cuidó los efectos secundarios de sus medicamentos y suplementos de calcio que le habían bajado los niveles de magnesio y potasio. Comenzó a tomar vitamina B y a ingerir una dieta más balanceada; también disminuyó la cantidad de alcohol que tomaba.

La revisión de la lista la llevó donde un cardiólogo que decidió practicarle una cirugía para protegerla de un derrame y evitar futuros ataques isquémicos. Los derrames son una de las causas principales del Alzheimer y, al desbloquearle la carótida, se eliminó un factor de riesgo significativo para María. Los ataques isquémicos cesaron, junto con su daño gradual al cerebro; esta rápida recuperación se debe a que los ataques sólo causaban un bloqueo temporal de oxígeno a un área específica; también es posible que el ataque isquémico fuera causado por un fragmento desprendido de la obstrucción que bloqueaba la arteria carótida y formaba un coágulo en parte del cerebro. Con un coágulo pequeño las células nerviosas se reorganizan y trabajan alrededor del área dañada. Sin embargo, con el tiempo el daño causado por los ataques isquémicos puede aumentar.

Información esencial

En una conferencia de la Asociación de Alzheimer realizada en Estocolmo, Suecia, en julio de 2002, se presentó la investigación sobre estilos de vida ante 4.000 científicos. Esta confirmaba que una dieta saludable, el ejercicio y el manejo del peso podían proteger contra el Alzheimer. Dado que la enfermedad puede desarrollarse veinte o treinta años antes de que se manifiesten los síntomas, los médicos sostienen que el mantenerse saludable toda la vida puede llevar a una vejez saludable.

María sintió que su estado mental había mejorado ahora que la sangre llegaba con más oxígeno, glucosa y suplementos al cerebro. Al hacerse un chequeo a los tres meses, se puso feliz al saber que estaba en mejor estado que antes del diagnóstico de Alzheimer. Su médico también estaba muy contento de ver que ella había podido mejorar y se dio cuenta de que ella era un magnífico ejemplo de lo que la medicina podía hacer con un diagnóstico temprano y una persona empeñada en no darse por vencida.

La historia de Juan

María se benefició con los mejores resultados al hacer que sus síntomas de pérdida de memoria fueran investigados a fondo. Es posible que ella logre que los síntomas no empeoren durante el resto de su vida. Juan no fue tan afortunado; sus síntomas comenzaron unos diez años antes de que se viera obligado a ir donde el médico. Acababa de cumplir sesenta y cinco años y no quería aceptar que había llegado a la edad de pensionarse.

Además, la personalidad desapacible y trabajadora de Juan tendía a mantener alejada a la gente. Ni siquiera su esposa y sus hijos sabían que había tenido problemas por fallas de memoria hasta que la policía lo detuvo cuando pretendía salir de la autopista en contravía. Tuvo suerte de no matarse; los policías observaron que Juan estaba agresivo y actuaba de modo incoherente, pensaron que había bebido pero la prueba de alcohol demostró lo contrario. Cuando compareció ante el juez, lo remitieron a que se hiciera exámenes médicos para determinar por qué estaba incapacitado.

Hecho

Por cada hombre con Alzheimer hay dos mujeres con la enfermedad. Pero eso no significa que la enfermedad afecte menos a los hombres. Lo que sucede es que hay más mujeres mayores que hombres. Las mujeres viven en promedio cinco años más que los hombres y la incidencia de la demencia aumenta con la edad, lo que explica la mayor cantidad de mujeres con Alzheimer.

El examen médico de Juan

El neurólogo que examinó a Juan intentó identificar los síntomas de la pérdida de memoria y la beligerancia de Juan. Cuando el doctor le preguntó acerca de los síntomas específicos, Juan finalmente admitió que había tenido problemas recordando nombres y encontrando las palabras correctas en las conversaciones. También admitió que tenía problemas con la lectura de nueva información; que se le perdían cosas importantes; que no podía organizar nada; que se tomaba mucho tiempo realizando tareas simples y que tenía una creciente sensación de ansiedad. Dijo que la única razón por la cual su trabajo no se había visto afectado era porque su secretaria hacía la mayor parte de su oficio rutinario y le ayudaba mucho. De hecho, Juan tenía todos los síntomas de la etapa 3 del Alzheimer.

También tenía una historia familiar de Alzheimer. Su padre y su tío habían muerto a raíz de esa enfermedad cuando tenían ochenta años. En realidad, Juan sabía bastante acerca del Alzheimer porque lo había visto de cerca. También sabía que sus síntomas eran probablemente los del Alzheimer pero una mezcla de negación y obstinación hizo que pudiera ignorarlos el mayor tiempo posible.

El juego de detectives

En el diagnóstico diferencial de Juan, se descartó la mayoría de los síndromes cerebrales orgánicos salvo la hidrocefalia normotensiva. Juan había sufrido varias caídas en los últimos años y había tenido lesiones encefálicas. Atribuía las caídas a una rodilla mala pero probablemente se debieron al daño estructural que ocurría en su cerebro.

Un examen exhaustivo de los ojos, que observaba hasta el fondo, habría revelado cualquier acumulación de presión en el cerebro. Pero sus ojos estaban normales. Luego, se hizo una tomografía computarizada del cerebro para buscar acumulación de líquido que expandiría las cavidades cerebrales. Como todos los espacios cerebrales eran de tamaño normal, se eliminó la hidrocefalia normotensiva.

¡Alerta!

Las lesiones repetidas en la cabeza aumentan el riesgo de Alzheimer. Por ejemplo, si un boxeador posee el gen ApoE4, el médico podría recomendarle dejar su profesión. Sin embargo, tener dicho gen todavía no le impide a un boxeador entrar al cuadrilátero.

La tomografía computarizada también buscó áreas de hematoma subdural o acumulaciones de sangre, como grandes moretones por debajo del cráneo. No había hematomas resultantes de las múltiples caídas. Un tumor cerebral que hace presión sobre el centro de la memoria era una de las opciones posibles en la lista del diagnóstico diferencial, pero fue descartada también con la tomografía.

¿Y la enfermedad coronaria?

La enfermedad coronaria era un factor en la salud general de Juan. Había sufrido un infarto leve a los sesenta años pero había dejado de fumar, cambió su dieta y empezó a hacer ejercicio a raíz de esa señal de alerta. Juan era muy riguroso con respecto a su programa de salud y no había signos de hipertensión, arritmias, ataques isquémicos o derrames.

Los exámenes de sangre de Juan, sin embargo, mostraban niveles altos de homocisteína, un colesterol levemente elevado y bajos niveles de vitamina B_{12}. Ya hemos hablado de la homocisteína como indicador de la enfermedad coronaria y posible factor de riesgo para el Alzheimer. Este aminoácido se acumula cuando hay deficiencia de ciertas vitaminas B que lo descomponen; entonces bloquea las arterias y posiblemente también el cerebro. La administración de ácido fólico, vitamina B_6 y vitamina B_{12} controla fácilmente los altos niveles de homocisteína. Los bajos niveles de vitamina B_{12} eran otra indicación de que estaba en riesgo de tener altos niveles de homocisteína.

Hecho

En el número de *Neurology* de julio de 1994, se estableció el Consorcio para el Establecimiento de un Registro para la Enfermedad de Alzheimer (CERAD, por su sigla en inglés). Se comenzó por desarrollar la evaluación de la historia familiar para el Alzheimer estandarizada para identificar la presencia de Alzheimer, Parkinson y síndrome de Down en los miembros de la familia. Se destacó el hecho de que el riesgo de Alzheimer entre las mujeres era mucho mayor que entre los hombres.

El diagnóstico definitivo

Ninguno de los síntomas metabólicos encajaba dentro del cuadro clínico de Juan como tampoco el desequilibrio electrolítico, la enfermedad pulmonar o la enfermedad de Parkinson. Sí tenía una deficiencia de vitamina B_{12} que nunca había aparecido en los exámenes de laboratorio. Sorprendentemente, su salud no estaba tan mal. Pero el examen de su estado mental confirmó lo que el neurólogo sospechaba con base en sus síntomas. Tenía Alzheimer probable. Aun así, el neurólogo se sorprendió de que Juan funcionara tan bien. El tiempo normal que transcurre entre la aparición de los síntomas y el momento en que el paciente sucumbe a la enfermedad de Alzheimer es de ocho años. Juan ya había tenido los síntomas durante diez años. Hay personas que pueden sobrevivir veinte años o más y Juan parecía estar en esa categoría.

Juan pareció tomar el diagnóstico con calma. En realidad el tratar de mantener en secreto su condición se había vuelto algo abrumador y estaba algo aliviado de que saliera a la luz. Por su misma naturaleza quiso saber si había más exámenes que se pudieran hacer para definir más su caso específico o que llevara a un tratamiento más definitivo.

Pruebas adicionales

Dada la historia familiar de Juan, el médico le recomendó pruebas genéticas específicas para el ApoE4. Este gen sólo fue descubierto en 1992 y la prueba no es estándar. Al comienzo, los investigadores creyeron que sería una buena herramienta de tamizaje para la población general, pero sin que hubiera un tratamiento para el Alzheimer que se les pudiera ofrecer a las personas con el gen, se convirtió en una opción menos viable. No obstante, en las personas con síntomas de demencia leve, una historia familiar de Alzheimer y una historia de enfermedad coronaria, la prueba de ApoE4 es una buena idea.

Juan tenía dos copias del gen ApoE4, una de cada padre. Eso aumentó dieciséis veces su riesgo de Alzheimer con respecto a la población general. También explicaba por qué estaba en riesgo para las enfermedades coronarias y por qué le había dado un infarto.

La lipoproteína ApoE transporta el colesterol y cuando está presente la variante ApoE4 el colesterol se eleva y se aumenta el riesgo de Alzheimer. El gen por sí solo no es responsable de causar el Alzheimer. Otros factores como las infecciones, el trauma encefálico, una dieta alta en grasas o el estrés oxidativo sobre el cerebro tienen que estar presentes.

Los factores de riesgo de Juan

Juan sí tenía una historia de trauma encefálico y tenía el colesterol alto e ingería una dieta con bastante carne, mantequilla, leche, queso y fritos antes del infarto; después redujo drásticamente su ingesta de grasas y las calorías y logró disminuir su colesterol.

Juan tomó una estatina para bajar el colesterol durante algunos años, pero luego el médico le dijo que ya no era necesaria porque su dieta solucionaba el problema.

Información esencial

Las personas que poseen el gen ApoE4 no deben seguir una dieta alta en grasas. Busque un nutricionista que le pueda diseñar una dieta baja en grasas que sea agradable.

Tenga cuidado con las comidas procesadas bajas en grasa ya que normalmente contienen altas cantidades de azúcar, lo cual eleva los triglicéridos.

Lo que Juan y su médico no sabían era que las estatinas pueden reducir la inflamación del cerebro asociada al Alzheimer en un 30%. Y una dieta alta en grasas puede aumentar los radicales libres y el estrés oxidativo en el cerebro, los cuales pueden empeorar el Alzheimer. La forma apropiada de tratar a alguien que posea al gen ApoE4 es mediante una dieta baja en grasas y calorías.

Resonancias magnéticas y TEP

El médico de Juan le habló de las resonancias magnéticas, los TEP y los SPECT. Decidieron hacer una resonancia magnética y un TEP por dos razones: el médico quería tener un examen de base para hacerle seguimiento al avance de la enfermedad y ojalá ver los beneficios de cualquier tratamiento con medicamentos. Y Juan quería los exámenes para ver si había áreas del cerebro que estuvieran más afectadas que otras. Quería saber de antemano dónde se desarrollaría su siguiente nivel de incapacidad para estar preparado.

Capítulo 6
Cómo hacerle frente al diagnóstico

Las personas que han sido diagnosticadas con Alzheimer tienen que enfrentar la situación. Se trata de sacarle lo mejor a una mala situación y de hacer tiempo hasta que se descubra un plan de tratamiento que definitivamente detenga la enfermedad. Pero tampoco se trata de sentarse a esperar a que llegue el final. Hacerle frente a la enfermedad de Alzheimer no es algo que se pueda hacer pasivamente. Hay millones de cosas para hacer con el fin de planear el mejor futuro posible.

El lado positivo

Se ha dicho que demostramos nuestro mayor potencial cuando enfrentamos la adversidad. Tener que enfrentar un diagnóstico de Alzheimer ciertamente nos pone a prueba. Como en los casos de María y Juan, usted puede empezar por averiguar todo lo que pueda acerca de la enfermedad y hacer todo lo necesario para mantenerse saludable. Luego debe aceptar el hecho de que en diez años usted no podrá tomar decisiones; o sea que ahora le toca tomar diez veces más decisiones para compensar lo que no podrá hacer en el futuro. Tiene que planear su futuro y tiene que planear su muerte.

Hecho

En el sitio de Internet Salud y Edad (Health and Age: www.healthandage. com), el Dr. Robert Griffith cuenta la historia de Chip Gerber, un hombre de cincuenta y cuatro años diagnosticado en 1997 con Alzheimer de aparición temprana. Su madre de ochenta años también tenía Alzheimer. En julio de 2000, Chip comenzó un diario en línea que todos podían leer. Esto ha estimulado a mucha gente a escribir su propio diario.

Si usted se para frente a una sala llena de personas y les pregunta si se van a morir, nadie alzará la mano aunque todos sepan que todos vamos a morir algún día. Esa es la realidad, pero no podemos aceptarla. Cuando usted tiene Alzheimer, le toca aceptar esa realidad antes que mucha gente. Quizá eso tenga algo de positivo en medio de esta situación tan terrible. Usted podrá pasar los años que le quedan con un nuevo aprecio por la vida y reunir en torno suyo a un grupo de apoyo de gente que lo ama y le brindará comodidad, dignidad y respeto.

El lado negativo

No hay una forma correcta o incorrecta de reaccionar ante un diagnóstico de Alzheimer. Todo el mundo tiene una experiencia diferente. Tampoco hay una forma única de hacerle frente a la enfermedad. Si usted ya está estresado al máximo y tiene problemas económicos, no tiene seguro médico y sus síntomas empeoran cada día, usted puede sentir que no tiene las fuerzas para enfrentar la situación.

Usted puede sentir que el diagnóstico es la gota que rebosa la copa. Puede sentir que es un castigo y preguntarse "¿por qué a mí?". Las siguientes etapas de duelo pueden comenzar a desarrollarse. Estas se presentan en orden lineal pero usted puede pasar por varias de ellas al mismo tiempo antes de llegar a la aceptación. La Dra. Elisabeth Kübler-Ross, en su brillante obra *Sobre la muerte y los moribundos*, fue la primera en definir las etapas del duelo de la manera siguiente:

- Negación
- Ira
- Negociación
- Depresión
- Aceptación

Negación

Es probable que usted se haya vuelto experto en eso de la negación con respecto a sus síntomas durante los últimos años. Claro que no está mal negar dolores de cabeza y dolores menores para seguir adelante con la vida. De hecho, lo contrario de la hipocondría puede ser la negación. Pero si usted ha hecho todos los esfuerzos por obtener un diagnóstico correcto, es hora de aceptarlo. Ahora debe ponerle toda su energía y atención a cómo llevar la mejor vida que sea posible.

Ira

La ira es una reacción normal. Usted puede sentir ira hacia Dios, los médicos o la familia y es posible que la manifieste. Es bueno mostrar los verdaderos sentimientos en esta etapa en vez de guardárselos. Al no expresar las emociones fuertes, usted puede causarse un mayor estrés y empeorar los síntomas físicos. Pero hay un momento para la ira y luego toca dejarla de lado. Trabaje con un consejero para expresar su ira y aprender a controlarla.

Negociación

La negociación es un proceso interno que generalmente ocurre cuando usted se halla solo rezando para que se haga un milagro. Para algunos, la negociación con Dios asume la forma de promesas de convertirse en una mejor persona, dedicarse al servicio de Dios, hacerse cura o monja o ser como la Madre Teresa, si este castigo se levanta.

Depresión

Usted ya debe sentir un cierto nivel de depresión cuando empieza a sospechar que tiene Alzheimer. Y tiene derecho a estar deprimido. Si tiene una historia de depresión, este tipo de malas noticias empeorarán su condición. Pero con un buen apoyo y una buena consejería usted puede esforzarse por vencer el peso de la depresión y encontrar algo de alegría en la vida.

Aceptación

La aceptación es la etapa final en el proceso de duelo y la mayoría de las personas logran llegar a ella. A veces llega como una ráfaga de comprensión tras un período de oración o meditación. Usted entiende que no importa la razón, la lección o la necesidad de que usted tenga esta terrible condición y dice:"¡Así sea!".

Hecho

Gerry Trickle, quien escribe en el sitio de Internet PageWise, Inc. (fl.es-sortment.com/stagesgrief_rbdm.htm), establece las siguientes etapas para el duelo: shock y sensación de irrealidad; desfogue emocional con llanto e insomnio; pánico y sensación de inestabilidad mental; culpa respecto de lo sucedido; hostilidad e ira; incapacidad para llevar a cabo las actividades cotidianas; reconciliación con el duelo; y, finalmente, la esperanza.

Algunas personas incluso llegan a entender el don de la tragedia. Las familias se reúnen de nuevo y recursos que usted jamás soñó que existieran en usted o en los demás salen a la superficie. La aceptación es la etapa que le ayudará a mantenerse saludable y le facilitará mucho la labor a su cuidador.

Una lista de control

La lista que usted debe elaborar debe ramificarse en muchas áreas diferentes. Cubre su vida entera. Seguirla le puede ayudar a distraer la atención de la dura realidad y también puede hacer que su futuro sea lo más cómodo posible.
• Hable con su familia acerca de sus necesidades futuras con respecto al cuidado a largo plazo en la casa o en un hogar para la tercera edad.
• Si trabaja, hable con su empleador o empleados.
• Únase a un grupo de apoyo para pacientes con Alzheimer.
• Discuta su seguro médico con el agente de seguros.
• Discuta sus finanzas con un asesor financiero o bancario.

- Hable con un abogado acerca de la persona a quien le dará un poder y será su albacea.
- Adapte su casa para que sea segura para una persona con Alzheimer.
- Hable con un consejero sobre el Alzheimer acerca de cuándo debe dejar de conducir.

Cuide su salud

Cuando se sienta deprimido y se pregunte: "¿Para qué sirve todo esto?", probablemente no esté en el mejor estado de ánimo para cuidarse a sí mismo. La mentalidad negativa puede llevarlo a pensar: "¿Por qué no comer toda la comida chatarra y fritos que pueda, y por qué no tomar todo el alcohol que quiera si eso no es lo que me va a matar sino el Alzheimer?".

Sabemos que cuidar de su salud es lo mejor que puede hacer en caso del Alzheimer. Contemple el mantenerse lo más saludable que sea posible como su nuevo rol en la vida hasta que se encuentre un tratamiento efectivo para el Alzheimer.

Cuide lo físico

Cuide su salud física. Visite al médico con regularidad para mantenerse actualizado con respecto a los últimos tratamientos para el Alzheimer. Cada semana se publica un nuevo informe o estudio que puede ayudarle. En los últimos diez años se han invertido cientos de millones de dólares en la investigación sobre la enfermedad. Se necesitaron muchos años para completar algunos de esos estudios y ahora se ven los resultados.

Información esencial

La Sociedad de Alzheimer del Reino Unido afirma que cuantos menos medicamentos tenga que tomar para la salud en general y para la demencia, mejor será. Consulte con su médico para eliminar las drogas innecesarias. A veces la gente sigue tomando medicamentos recetados más tiempo del necesario; además, las drogas para controlar el comportamiento deben ser revisadas regularmente y tomarse en la dosis mínima que sea efectiva.

El mejor consejo es ingerir una dieta baja en grasas y calorías y hacer ejercicio a diario. Tome suplementos y medicamentos según las instrucciones del médico. Reduzca el alcohol al mínimo y duerma ocho horas cada noche.

Fortalezca su salud mental

Cuide su salud mental. Ejercite el cerebro tanto como ejercita su cuerpo. Únase a un club de lectura, agregue nuevas palabras a su vocabulario y haga crucigramas. Comience a llevar un diario, use palabras complejas, exprésese. Un diario es también una forma de escribir lo que necesita y de llevar listas de lo que tiene que hacer como estímulos para su memoria. Lleve su diario a las reuniones familiares y léalo cuando se le olvide algo. Estimule su cerebro.

Y mientras hace todo esto, intente mantener una actitud mental positiva. Usted tiene derecho a sentirse deprimido pero trate de entender que los pensamientos negativos sólo atraen más pensamientos negativos. Ser positivo, especialmente cuando esté con familiares y amigos, les hará más fácil a ellos mantenerse positivos.

Apoye su salud emocional

Cuide su salud emocional. La negación, la ira, el miedo, el aislamiento, la depresión, la pérdida de la confianza y la frustración son emociones normales en su situación. Busque un consejero, trabajador social o psicoterapeuta con quien pueda discutir sus emociones y ponerlas en perspectiva.

Hecho

El Estudio de las Órdenes Religiosas publicado el 9 de diciembre de 2003 en *Neurology* hizo un seguimiento de casi 800 monjas y sacerdotes. Los investigadores hallaron que las personas que experimentan emociones negativas tales como la depresión y la ansiedad con mayor frecuencia tienen el doble del riesgo de desarrollar la enfermedad de Alzheimer que aquellas que eran menos propensas a estas emociones negativas.

Cuide su salud espiritual

Puesto que no tenemos todas las respuestas, es el momento adecuado para buscar la ayuda de una fuente superior. La oración y la meditación le pueden ayudar en estos tiempos difíciles. Hable con un ministro, un sacerdote o un rabino. Y si necesita pruebas de que la oración puede ayudar, hay cientos de estudios científicos que constatan que la oración tiene poderes curativos y de ayuda. La forma de aprovechar este poder es abrir su corazón y pedir orientación.

Sólo pregunte

Entre los recursos que usted necesitará para cuidarse están su familia, los médicos, los trabajadores sociales, los consejeros y un grupo de apoyo. Es importante establecer contactos con todos estos sistemas de soporte cuando le den su diagnóstico. No espere para pedir la ayuda de todas estas personas hasta que se le dificulte la comunicación de lo que realmente quiere.

Una de las cosas más difíciles para los pacientes con Alzheimer es pedir ayuda. De hecho, es lo que más se nos dificulta a todos. Pero sabemos que la vida es un "dar y tomar". Usted tiene que ver esta época de su vida como un momento en el que necesita tomar y en que los otros pueden dar. Usted descubrirá que los cuidadores no entienden su rol como algo que estén obligados a hacer. Dar con buena voluntad es una recompensa en sí porque prepara al corazón para recibir en muchas otras formas.

¡Alerta!

Con el fin de identificar las pruebas más efectivas para predecir el desempeño en la conducción de vehículos, los investigadores revisaron veintisiete estudios sobre la demencia y la conducción publicados entre 1988 y 2003, en la edición de enero de 2003 de *Neuropsychology*. Se determinó que más que las observaciones de miembros de la familia, se deberían utilizar pruebas específicas de destrezas y simulacros de pruebas dentro y fuera de carretera para evaluar el estado mental y las destrezas visuales y espaciales.

Hable con su familia

Es probable que su familia ya sepa que tiene Alzheimer. Lo saben porque han observado los signos durante algún tiempo o estaban con usted cuando le dieron el diagnóstico. Pero lo que no saben es por lo que usted está pasando; nadie puede saber exactamente lo que usted experimenta ahora.

Es entonces cuando su fortaleza y valor empiezan a desempeñar un papel. De hecho es posible que sea usted quien tiene que reconfortar a los miembros de su familia. ¡Y qué don que es ese! Cuando usted sea capaz de hacer un chiste o hacerlos reír en medio de estas noticias tan devastadoras, creerán que usted es un santo. La risa rompe el hielo; lo mejor es poder combinar risas y lágrimas; es una perfecta combinación que les hace más fácil a todos enfrentar la situación.

En medio de las risas y el llanto, asegúrese de que su familia entienda que esta situación no es un simple proceso de envejecimiento. Ellos tienen que saber que el Alzheimer es una enfermedad cerebral que afectará su memoria, su pensamiento y su comportamiento y que llegará un momento en que usted no podrá ver por sí mismo. También deben saber que usted necesita una interacción genuina y honesta. Usted no desea que asuman una actitud superficial de amabilidad cuando están a su lado, lo que desea es mantener la relación auténtica y honesta.

Es probable que usted haya superado muchos retos de la vida junto a su familia y amigos. Hágales saber que esta enfermedad va a cambiar su vida y la de ellos, pero que juntos podrán enfrentar el reto.

Información esencial

La risa es una excelente medicina. Desde que Norman Cousins escribió *La anatomía de una enfermedad* y reveló el poder de la risa, la ciencia ha comprobado que esta es algo mucho más importante. La risa puede aliviar la depresión, bajar la presión arterial, aliviar el estrés, aumentar las endorfinas (hormonas del placer), aumentar el oxígeno en la sangre y hacer sentir a la gente más saludable y viva.

Hable acerca de sus necesidades actuales

Esta es una conversación diferente a aquella sobre el diagnóstico y sus sentimientos. Usted tiene que ser muy claro con su familia sobre lo que puede y no puede hacer. Les puede contar sus planes para mejorar su salud física, mental, emocional y espiritual y pedirles apoyo. Pero luego tienen que discutir el asunto de quién le va ayudar con lo siguiente:
* Reuniones con su empleador, agente de seguros, asesor financiero y abogado.
* Citas médicas.
* Adaptación de la casa para hacerla segura para usted.
* Ubicar un grupo de apoyo para pacientes con Alzheimer.

Hable acerca de sus necesidades futuras

La cosa más importante de aclarar con respecto a su futuro es dónde lo va a vivir. Alrededor del 70% de los pacientes de Alzheimer reciben cuidado en casa. Por tanto, probablemente ese sea el lugar donde pasará la mayor parte de la enfermedad. Dada la mayor conciencia del Alzheimer que existe actualmente los Gobiernos y el público en general, se ha hecho más fácil obtener ayuda de la comunidad y de los grupos de Alzheimer. Los grupos de apoyo, la capacitación de cuidadores, el acceso a las últimas investigaciones y la determinación de hallar una cura han impulsado el movimiento del Alzheimer.

Es difícil hablar de cuándo usted dependerá totalmente de los otros; se invierten los papeles. Nos cuidan cuando somos niños, luego nosotros cuidamos a nuestros hijos o sobrinos y luego nos vuelven a cuidar cuando empezamos a decaer. Esta es la realidad de la vida pero, como en el caso de la muerte, no esperamos que eso nos suceda a nosotros. Hay que acostumbrarse a esa realidad.

Información esencial

En el 2001, un estudio de la Asociación Americana de Jubilados (AARP, por su sigla en inglés) descubrió que el 75% de los hijos adultos se preocupan mucho por el futuro cuidado de sus padres, ya sea que estén saludables o enfermos. No obstante, una tercera parte nunca discute este asunto con sus padres. La planeación adecuada a largo plazo les ayudaría a los padres y a los hijos a sobrevivir cuando llegue una crisis.

Hable con su pareja

Claro, esta es una conversación especial, una conversación permanente. Usted y su pareja ya se pueden haber enterado de cuáles son los peores aspectos del Alzheimer a través de los medios y saben que será duro. Pero no es así en las primeras etapas y no es duro todo el tiempo. Ustedes tienen que hablar entre sí acerca de sus preocupaciones. Un grupo de apoyo para su pareja puede ser muy útil.

Hablar con un consejero le puede ayudar a responder preguntas sobre las etapas del Alzheimer y sobre los recursos que se necesitan para manejar el trauma emocional de perder a alguien que está todavía a su lado. El consejero puede iniciar una discusión franca acerca de los cambios en la vida íntima y las relaciones sexuales y sobre la forma como cada uno puede satisfacer sus necesidades.

Pero es importante no vivir en el futuro. Viva en el presente: haga un viaje, vaya de paseo, goce la vida al máximo. Si no tiene incapacidades físicas, nada lo detiene para hacer todas esas cosas que siempre quiso.

En conjunto con la familia, debe determinar acerca de las tareas de los cuidadores.

Usted y su pareja necesitan asegurarse de que haya suficiente apoyo; si no lo hay, deben planear la forma de contratar ayuda para las labores domésticas, conseguir cuidadores adicionales o trabajar con un seguro de salud para el cubrimiento.

Cómo hablar con los niños y adolescentes

Los niños y los adolescentes, sean sus hijos o sus nietos, van a tener una visión muy diferente a la de los adultos sobre lo que sucede. No se puede esperar que ellos sepan en qué consiste la enfermedad y podrían pensar que usted se está enloqueciendo.

En el caso de los adolescentes, pueden entender mejor si se les muestra una imagen de un corte transversal del cerebro y se les explica que una enfermedad está dañando el cerebro.

Los niños más pequeños desean ser tranquilizados principalmente; se dan cuenta de que algo ha cambiado en la dinámica familiar y por eso abrazarlos y acariciarlos es lo mejor que puede hacer. Asegúreles que no se van a contagiar con la enfermedad.

Información esencial

Un artículo publicado en enero de 2001 por la Associated Press, titulado "Los adolescentes penetran el mundo nublado de los pacientes de Alzheimer", informa acerca de las visitas semanales realizadas por cuatro adolescentes y un consejero a pacientes de Alzheimer, para determinar si este tipo de atención podía mejorar la calidad de vida de esos pacientes. Según uno de los pacientes: "Es un gusto que ustedes vengan porque todos nos volvemos a despertar".

Explíqueles a los preadolescentes que usted tiene una enfermedad que le hará olvidar las cosas, incluso sus nombres, pero que usted los quiere mucho. Debe decidir si la enfermera y los profesores del colegio deben enterarse de su enfermedad.

También existen grupos de apoyo especiales para niños y adolescentes. Manténgase involucrado en los futuros eventos importantes en las vidas de sus hijos o nietos. Escríbales cartas o grabe cintas o videos con sus consejos, pensamientos y sentimientos acerca de su primera cita, su grado, su matrimonio e incluso hábleles de su propia muerte.

Hable con los otros

Una vez que haya discutido el Alzheimer con su familia, tendrá que informar a los demás. Aunque esto lo haga sentir incómodo, es necesario hacer preparaciones y la gente debe estar informada.

Hable con su jefe, sus compañeros de trabajo o empleados

Muchos trabajadores con Alzheimer reducen su carga de trabajo, jubilándose antes de tiempo y eventualmente acogiéndose a los programas de discapacidad. Pero dado que el Alzheimer es cada vez más común, muchos trabajadores tratan de mejorar sus capacidades y desarrollar estrategias para manejar su situación. Es importante hablar abiertamente de sus limitaciones con el fin de crear la mejor relación laboral posible.

Hecho

Stacey Burling publicó los resultados de una investigación sobre el Alzheimer en el sitio de trabajo en el *Philadelphia Inquirer* del 30 de noviembre de 2003. Ella constató que los médicos saben poco acerca de la forma como los empleadores manejan el Alzheimer. Jason Brandt, quien dirige un programa de investigación sobre el Alzheimer en la escuela de Medicina de la Universidad Johns Hopkins, desea investigar esta área, comenzando por el Congreso y la Corte Suprema, donde no se obliga a los miembros a jubilarse a los sesenta y cinco años.

Usted puede necesitar menos carga de trabajo y un asistente para que pueda hacer lo que mejor sabe sin depender de su memoria de corto plazo, si ese es su mayor problema. Será difícil hablar de sus limitaciones, pero eso es mejor que trabajar mal y tratar de encubrirlo.

Discuta los seguros, las finanzas y las cuestiones legales

Es crucial atender estos tres aspectos de su futuro lo antes posible. Usted necesita saber cuánto va a cubrir su actual plan de seguro médico y si debe postularse a un subsidio estatal. Sus finanzas deben estar organizadas para que alguien pueda hacerse cargo de ellas cuando sea necesario. Si posee una casa, debe resolver si se la trasfiere a un miembro de la familia o no. Tiene que decidir a quién le otorgará un poder y quién será su albacea. Todas estas son cuestiones delicadas incluso en épocas normales. La clave para hacerlo bien es reunirse con profesionales que manejan este tipo de cosas todos los días.

Únase a un grupo de apoyo para pacientes de Alzheimer

La mayoría de las comunidades tienen grupos de apoyo de Alzheimer, ya sea vinculados a un hospital local o manejados por una agencia de voluntarios como la Asociación de Alzheimer. Es posible que su médico ya le haya dado algunos nombres de contactos o números telefónicos.

Estos grupos le darán la bienvenida con los brazos abiertos y compartirán con usted su cariño. Están ahí para que usted no tenga que comenzar de cero con respecto a lo que toca hacer para su cuidado y el apoyo para su familia.

Capítulo 7

Cambios en la personalidad, el estado de ánimo y el comportamiento

Los cambios de personalidad y de estado de ánimo en la enfermedad de Alzheimer van más allá del daño cerebral. La sensación de ir perdiendo la memoria dispara alarmas en los mecanismos protectores de su cuerpo. Esas alarmas lo preocupan y estresan ante la extrañeza de lo que ocurre. El estrés puede hacer que se liberen hormonas del estrés que pueden causar inflamación, incluso en el cerebro, y hacer que los síntomas parezcan peores.

Todos somos diferentes

No hay dos personas iguales en este planeta de casi siete mil millones de individuos. Ni siquiera los gemelos son completamente iguales. En general, los síntomas de la enfermedad de Alzheimer y su avance incesante parecen ocurrir de la misma manera en todos quienes la padecen. Pero sus placas y ovillos y las razones por las que le dio Alzheimer son diferentes, y la forma como va a reaccionar ante su condición también van a ser diferentes a las de todos los demás.

Varios grupos y fundaciones de Alzheimer, tales como la Asociación de Alzheimer, el Centro de Educación y Referencia sobre la Enfermedad de Alzheimer y la Fundación Americana de Asistencia para la Salud, tratan de ilustrar esos síntomas en sus múltiples publicaciones virtuales e impresas. Con base en sus décadas de trabajo incansable, hemos desarrollado estas pautas para usted y sus cuidadores.

Información esencial

Las escalas para evaluar el Alzheimer y sus etapas tratan de convertir la enfermedad en una condición en blanco y negro sobre el papel, pero debemos recordar que todos somos diferentes. Lo único que debería ser universal es la forma como se cuida a los pacientes de Alzheimer, dándoles comodidad, dignidad y respeto.

Tal como se describió antes, lo que sucede en las profundidades de la estructura cerebral es una acumulación de placas y ovillos. Estos depósitos le hacen suficiente daño a las células nerviosas como para interrumpir su comunicación y causar los defectos cerebrales que llamamos problemas de comportamiento.

Los cambios de personalidad, estado de ánimo y comportamiento, como todos los síntomas del Alzheimer, comienzan tan lenta e imperceptiblemente que usted no se da cuenta de que ocurren sino sólo cuando se intensifican.

La lista de comportamientos presentes en la enfermedad de Alzheimer es larga y variada, pero las fallas de la memoria parecen aparecer primero, mientras que las alucinaciones y el delirio aparecen en las etapas finales:

* Pérdida de la memoria
* Frustración
* Irritabilidad

- Ansiedad
- Depresión
- Confusión y cambios de estado de ánimo
- Agitación
- Comportamiento compulsivo y ritualista
- Desasosiego
- Delirio
- Psicosis
- Alucinaciones

Olvido y frustración

La pérdida de la memoria y la frustración son manifestaciones típicas de la etapa 2 de la enfermedad. La pérdida de la memoria es el primer síntoma que usted percibe del Alzheimer. La memoria es una facultad interna, pero los signos externos de una memoria distorsionada se manifiestan en comportamientos inusuales. Por ejemplo, el que usted olvide una reunión o un evento familiar o el cumpleaños de alguien será interpretado como un comportamiento extraño. La gente dirá: "No es normal que a Juana se le olvide la fiesta de Samuel. ¿Qué le habrá pasado?".

A medida que la lista de eventos olvidados y los comentarios de familiares y amigos aumentan, su frustración aumenta también. Al comienzo usted piensa que se trata simplemente de ser más diligente y escribir recordatorios. Usted trata de reírse de lo ocurrido, pero, cuando no lo logra, empieza a preocuparse.

Hecho

En 2003, el *Journal of Gerontology: Psychological Sciences* informó acerca de un estudio que examinaba la relación entre las actividades de ocio y la pérdida de la función mental de 107 pares de gemelos; de cada par de gemelos, uno tenía algún tipo de impedimento cognitivo. Encontraron que la lectura, ir al cine, visitar museos y compartir con amigos antes de comenzar a envejecer ayudaba a reducir el riesgo de desarrollar la enfermedad de Alzheimer.

La frustración no es necesariamente un comportamiento, es más una reacción a lo que sucede y describe perfectamente la forma como usted se siente en las etapas iniciales del Alzheimer. Usted está acostumbrado a estar en control, a manejar cualquier situación y a hacer las cosas. Pero a medida que la memoria le va fallando, se debilita su confianza.

Hay algunas cosas básicas que puede hacer para aliviar parte de su frustración. Es posible que usted ya se haya escrito recordatorios, pero aquí están algunas otras sugerencias:

- Ejercite sus células cerebrales. Algunas investigaciones dicen que sólo usamos el 10% de nuestro cerebro. Por lo tanto quítese las telarañas de la mente y empiece a resolver crucigramas, realice ejercicios cerebrales, únase a un club de lectura y lea más libros.
- Active la función de alerta de su computador para que le ayude a recordar las cosas que tiene que hacer.
- Use notas adhesivas de colores brillantes como recordatorios.
- Écheles otro vistazo a esos libros que ya tiene sobre cómo mejorar la memoria.
- Coma pescado; siempre hemos sabido que es un alimento para el cerebro y ahora la ciencia lo ha comprobado.
- Reduzca la ingesta de alcohol, azúcar, endulzantes con aspartame y glutamato monosódico. El alcohol lo aturde y el azúcar lo confunde; el aspartame y el GMS son excitotoxinas que pueden causar la muerte de las células cerebrales.

Irritabilidad y cambios de estado de ánimo

La irritabilidad y los cambios en los estados de ánimo se manifiestan, por lo general, en las etapas 3 y 4 de la enfermedad de Alzheimer. La frustración conduce directamente a los síntomas de irritabilidad.

Usted aprieta fuerte los dientes, grita por la frustración y luego comienza a irritarse con la gente y las cosas.

Se pone irritable con los demás, sobre todo porque ellos se quejan de que usted ha cambiado y le preguntan por qué se altera tanto por cosas aparentemente insignificantes.

El otro aspecto de la irritabilidad es que distancia a la gente que parece siempre hacer demasiadas preguntas acerca de lo que le sucede. Y usted se siente frustrado y enfadado porque se siente confundido y desorientado y no sabe cuál es el motivo.

Hecho

El 18 de agosto de 2003 la cadena de noticias ABC informó que los investigadores habían descubierto la razón para los cambios de estado de ánimo en los adolescentes. El Dr. Jay Giedd, quien les había hecho seguimiento a varios adolescentes desde los trece años mediante resonancias magnéticas, cree que se deben a que el área de autocontrol y juicio del cerebro, la corteza prefrontal, madura a los veinte años. Anteriormente los investigadores creían que el cerebro había alcanzado el 90% de su tamaño a los seis años.

Los cambios de estado de ánimo son otro aspecto del Alzheimer que es difícil de ignorar. No es raro pasar del llanto a una pataleta en cuestión de segundos. Y usted no parece tener ningún control sobre estas emociones tan dramáticas.

Si ya ha sido diagnosticado con Alzheimer, su irritabilidad y sus cambios de estado de ánimo expresan el miedo y la frustración de tener esta enfermedad. Con el fin de manejar sus síntomas emocionales, puede ser útil recurrir a un psicólogo o psicoterapeuta. El apoyo y la consejería le pueden enseñar maneras de manejar su diagnóstico. Un consejero puede reunirse con usted y su familia para ayudarle a expresar sus necesidades y ofrecerle apoyo para darles prioridad a sus necesidades.

Los consejeros también pueden ayudarle a manejar las decisiones difíciles relativas a su futura residencia.

Confusión y depresión

La confusión y la depresión se manifiestan típicamente en la etapa 5. La confusión no es realmente un comportamiento, pero es la forma como usted se siente cuando no encuentra algo o se pierde en un lugar conocido. Una recomendación es la de llevar siempre consigo una tarjeta que diga: "Tengo Alzheimer y a veces me confundo. Por favor tenga paciencia. Aquí está mi dirección y un número telefónico para llamar y pedir ayuda".

Esto se parece a la nota que usted les daba a sus hijos cuando eran pequeños y puede hacerla sentir demasiado dependiente de los demás. Pero la realidad es que los episodios de confusión sí suceden incluso cuando usted todavía es bastante independiente y el llevar esa nota es la mejor forma de manejar una emergencia.

Con frecuencia resulta difícil distinguir entre la depresión y la demencia. En el *Psychiatric Times* de febrero de 1998, la Dra. Susie Blackmun afirmó que la depresión, ciertos tipos de demencia y el envejecimiento normal pueden causar el mismo tipo de comportamientos. Sólo mediante una serie de pruebas neuropsicológicas se hace posible distinguir entre depresión, demencia y envejecimiento normal.

La depresión también es parte del cuadro de Alzheimer. ¿Quién no se sentiría bajo de ánimo si sabe que su memoria falla? El período de no saber las causas puede ser muy difícil; el obtener un diagnóstico alivia la incertidumbre de no saber, por una parte; pero por otra no es que sea muy reconfortante conocer la realidad de un diagnóstico de Alzheimer. Usted tiene derecho a estar deprimido pero hay formas de enfrentar la situación, mucha gente lo apoyará y hay medidas que puede tomar para tratar la depresión. Entre estas formas se encuentran:

- Hablar con un terapeuta, trabajador social o psicoterapeuta que le ayude a dimensionar sus síntomas.
- Hacer ejercicio a diario le ayudará a energizar no sólo el cuerpo sino también la mente.
- Comer bien, dormir bien y tomar un buen suplemento de vitaminas y minerales para asegurar que ingiera los nutrientes apropiados.
- Compartir sus preocupaciones con su familia y planear juntos el futuro.
- Consultar con su médico acerca de la posibilidad de tomar niveles mínimos de un medicamento apropiado para la depresión.

Agitación

Según el diccionario, la agitación es ansiedad nerviosa; no es sólo nervios ni sólo ansiedad, y es más que la suma de ambos porque incluye la depresión y la irritabilidad. La agitación es la sensación de no sentirse cómodo en la propia piel. A medida que aumentan la frustración y la irritabilidad, una compleja serie de factores conducen a la agitación. Esta puede manifestarse en un constante ir y venir, dar gritos, hacer la misma pregunta constantemente, repetir las mismas palabras una y otra vez o tener comportamiento agresivo; se manifiesta típicamente en las etapas 5 y 6. Para complicar más las cosas, existe la posibilidad de que la agitación se deba a condiciones médicas coexistentes y a los medicamentos utilizados para tratar el Alzheimer. Síntomas físicos como el cansancio, la falta de sueño y la fatiga pueden llevar a un alto grado de agitación.

Información esencial

La gerontóloga francesa, la Dra. Elisabeth Kruczek, informó en el número de mayo de 1993 de la revista *Lancet* que "el contacto con mascotas puede inducir espontáneamente largos períodos de calma y a veces permite la reducción de la cantidad de terapia sedante que se requiere". La Dra. Kruczek se refirió a "un paciente especialmente agitado que pasaba todo el día caminando de un lado para otro, y se detenía a acariciar un gato durante una hora entera".

Los cambios en el entorno también pueden causar agitación o aumentar sus síntomas. Esos cambios pueden ser el traslado a una nueva casa o a un hogar para la tercera edad, un cambio de cuidador o cualquier cosa que amenace la seguridad y la estabilidad. La recomendación obvia para evitar o tratar la agitación es tratar de mantener el entorno lo más estable y estructurado que sea posible.

La agitación puede ser algo miedoso tanto para los individuos afectados como para los cuidadores. Según el nivel de ansiedad, la agitación puede paralizar a una persona e impedirle continuar con su rutina diaria. Esto hace que el rol de los cuidadores sea más necesario, pero al mismo tiempo puede hacer que se cansen mucho más tratando de mantener tranquilos a los pacientes agitados.

Cuándo se debe llamar al médico

Cuando aparece una agitación notoria o el nivel de agitación aumenta drásticamente, se requiere una evaluación médica. Por ejemplo, en los casos cuando el nivel de comunicación es reducido, la persona agitada no podría saber si tiene una infección que le active alarmas internas tales como fiebre, dolor, deshidratación y malestar general.

Las personas con Alzheimer que usan anteojos o necesitan audífonos a menudo se los quitan y los dejan en cualquier parte cuando están agitadas. Esto sólo aumenta la agitación puesto que no pueden ver ni oír bien. Es importante recordar que la vista y el oído se ven afectados durante las etapas posteriores del Alzheimer y que es necesario corregir este problema.

Realice un chequeo nutricional y de los medicamentos

Hay medicamentos específicos que pueden causar agitación, aunque esto es más frecuente cuando la persona toma varios medicamentos recetados. A menudo, un farmaceuta puede analizar la lista de medicamentos, ya sea con la ayuda de un programa de computador o manualmente, para examinar sus posibles interacciones.

¡Alerta!

En el 2000, Sarah Green-Burger preparó un informe titulado "Desnutrición y deshidratación en los hogares geriátricos" para la Coalición Nacional de Ciudadanos para la Reforma de los Hogares Geriátricos. Encontró que entre el 35 y el 85% de los residentes en hogares geriátricos en los Estados Unidos tenían desnutrición y que entre el 30 y el 50% tenían un peso por debajo de lo normal. La Ley de Reforma de los Hogares Geriátricos de 1987 fue promulgada para prevenir tanto la desnutrición como la deshidratación.

La deshidratación simple puede hacer que el cerebro reaccione en formas extrañas. La confusión, el mareo y la falta de concentración son todos síntomas de deshidratación. Y no conocemos los posibles efectos de esta en un cerebro afectado por el Alzheimer. Lo mismo vale para la nutrición; es esencial que el paciente obtenga de la dieta la cantidad apropiada de proteínas, carbohidratos y grasas. Lleve una bitácora de las comidas; si no lo hace, es posible que el paciente esté con diferentes cuidadores durante las comidas y no se sepa si ha comido ni cuánto.

El tratamiento para la agitación

La agitación se trata primero modificando el comportamiento y luego con el consumo de medicamentos recetados. Con el fin de cambiar el comportamiento, hay que averiguar qué agrava la situación. Tenemos que aceptar que un cierto grado de agitación forma parte del cuadro del Alzheimer. Pero si hay agitación excesiva de reciente aparición, es necesario identificar la causa y luego eliminarla o evitarla.

Tal como se dijo antes, hay muchas causas potenciales para el aumento de la agitación, incluso cambios tan aparentemente insignificantes como el cambio de un mantel. No tenemos forma alguna de saber en qué se puede enfocar una persona para obtener una sensación de continuidad y estabilidad. No obstante, es posible identificar los cambios evidentes mediante una evaluación de sentido común del entorno de la persona.

Puede tratarse de una habitación nueva, una casa nueva, el traslado a un hogar para la tercera edad, la ida o el cambio de un cuidador, una salida reciente, una hospitalización debido a una enfermedad aguda, las visitas o los huéspedes o simplemente el hecho de que un cuidador bañe o vista al paciente. Cualquiera de estas rutinas cotidianas puede ser la causa de una sobrecarga mental o emocional en un paciente con Alzheimer.

No se trata de un debate

Si usted es el cuidador de una persona agitada, debe comprender que no se trata de convencerla de que usted hace lo correcto; eso no le importa a la persona y ni siquiera sabrá de qué le habla. La persona agitada sólo sabe que algo no le gusta y que eso la pone muy ansiosa y agitada. En muchos sentidos, es como tratar con un niño pequeño; a usted le toca distraer, re-enfocar, reorientar la conversación a la actividad con la esperanza de que se calme la agitación.

Un enfoque de sentido común al problema para calmar el nivel de ansiedad y agitación es "no complicar las cosas".

Información esencial

Ordenar la casa puede parecer una tarea enorme, por tanto involucre a la familia. Si se trata de las casa de sus padres, donde se han acumulado cosas durante décadas, primero diseñe un plan. Este es el momento de ordenar la vida familiar. Separe lo que se va a conservar de lo que se va a suprimir; si se trata de mover muebles o aparatos, no dude en contratar ayuda.

Es necesario eliminar el exceso de cosas en la casa, así como reducir la estimulación innecesaria proveniente de la radio y la televisión. Use colores neutrales en la alcoba; diseñe una rutina diaria; incluya un período de descanso después de cada actividad; mantenga a mano peluches o almohadas que le den seguridad; asegúrese de que haya buena luz especialmente al atardecer y en la noche para reducir la agitación (la luz de espectro completo que imita la luz del día es la más benéfica); ponga música suave y ofrezca comidas saludables, limitando los estimulantes como el café y el azúcar.

Cómo evitar y manejar la agitación

Por lo general, es imposible mantener un elevado nivel de agitación durante un tiempo prolongado; dado que simplemente requiere demasiada energía, la agitación suele ser episódica. Es importante que los cuidadores aprendan a manejar estos episodios; recuerde que el principio guía del cuidador es brindar comodidad, dignidad y respeto. Su madre, su padre o su cliente están agitados por algún motivo y aunque usted no sepa la razón, es importante controlar la situación.

Primero, veamos formas para evitar la agitación: elimine el factor de frustración. Organice las comidas, el baño y el vestido después de un período de descanso y esté listo para suspender o modificar la actividad a los primeros signos de agitación. Vuélvase experto en el arte de la distracción. La capacidad de atención de las personas con Alzheimer es muy limitada y las distracciones funcionan. Si echarle mantequilla a una tostada se vuelve algo frustrante, ofrezca una taza de té. Ofrezca explicaciones sencillas. Guíe las actividades con amabilidad. Utilice palabras y gestos cariñosos y amables. Cierre las puertas con llave para que la persona no salga a deambular. Evite el uso de ataduras ya que estas causan más agitación.

Cómo evitar un episodio de agitación

No siempre es posible evitar la agitación. Las siguientes pautas le pueden enseñar a desviar esos episodios hasta eliminarlos. Si la persona mueve los brazos o lanza objetos, no se ponga en peligro; no enfrente a la persona, retírese hasta que pase el episodio. Mantenga la calma y trate de tranquilizar al paciente. Cuando hable, exprese tranquilidad, disculpas y seguridad.

Use lo que conoce sobre su paciente para brindarle algo que vea como positivo. Claro que usted siempre debe tener en cuenta que haya una lesión; surja la necesidad de ir al baño; se necesite más luz o tenga hambre, sed o cansancio. Por tanto, debe evaluar si un cambio de escenario o la eliminación de toda la estimulación es lo apropiado.

Es hora de tomar medicamentos

Si usted ha estabilizado el entorno del hogar y practica la modificación del comportamiento pero el nivel de agitación aumenta, el siguiente paso es recurrir a los medicamentos. Cuando estos entran a formar parte del programa de tratamiento, es importante utilizar una manera precisa de monitorear las mejorías y los efectos secundarios. A veces, cuando se manifiestan efectos secundarios resulta imposible determinar si se deben a la droga o son parte del complejo de síntomas del Alzheimer.

¡Alerta!

El cuidador debe estar a cargo de los medicamentos; uno jamás debe asumir que el paciente de Alzheimer los tomará por sí solo. Con el fin de asegurar que se tome los medicamentos, es posible que deba ponerlos en las comidas. Sea consciente de que si la paranoia es un problema, los pacientes podrían pensar que los están envenenando.

Haga una lista de los síntomas actuales antes de iniciar el tratamiento con cualquier medicamento. Hay varias tablas que el médico le puede proporcionar para hacerles seguimiento a los síntomas del Alzheimer. Las compañías farmacéuticas usan estas tablas en las pruebas clínicas para determinar el efecto de las drogas y los cuidadores las usan para hacer un seguimiento del progreso o el deterioro. A los médicos les gusta ver estas tablas regularmente para que ellos también puedan revisar el progreso.

Las reglas para administrar medicamentos son universales y en el caso de los pacientes con Alzheimer son aún más importantes. Comience con un solo medicamento a la vez, administrando la dosis más baja que sea posible.

Registre en la tabla cualquier cambio en los síntomas y cualquier efecto secundario.

Comportamiento compulsivo y desasosiego

En un intento por influenciar su destino, los seres humanos desarrollan con frecuencia una serie de comportamientos rituales. Se trata de una variante del comportamiento obsesivo-compulsivo. Este tipo de comportamiento es común en los atletas; se ponen las mismas medias o cargan un talismán para la buena suerte. Otras personas repiten frases como "ay Dios, ay Dios" constantemente. Algunos pacientes de Alzheimer también usan palabras soeces de manera aparentemente compulsiva. Es una forma de tratar de controlar una situación aparentemente incontrolable. Otros comportamientos compulsivos son frotarse las manos como si se las lavara o frotarse otras partes del cuerpo.

El desasosiego es una forma de quemar energía acumulada debido a la frustración y a la agitación. Puede ser un constante ir y venir, verificar si la estufa está apagada o asegurarse de que las puertas estén con llave.

Estos comportamientos aparecen en las últimas etapas del Alzheimer y son difíciles de manejar para los cuidadores. Si usted intenta detener un comportamiento compulsivo ritual, puede causar un alto grado de angustia y agitación en el paciente de Alzheimer. La respuesta más apropiada es proponer una actividad que distraiga, pero si eso no funciona, deje que el comportamiento siga hasta que el paciente no tenga más energía para continuarlo.

Cambios de ánimo severos, agresividad y beligerancia

En los programas de tratamiento del Alzheimer estos comportamientos son vistos como los que presentan un mayor reto. Eso es quedarse corto ante un comportamiento que para un observador externo parece estar dirigido a enloquecer al cuidador. Si usted ha tenido hijos, sabrá cómo es la terrible etapa de los dos años; ahora se debe adoptar el mismo modo de pensar para enfrentar la terrible etapa de los ochenta. Es posible que usted no haya manejado bien la situación en el pasado, pero ahora, con orientación e instrucciones específicas, lo hará muy bien.

Hecho

En el número de noviembre de 2003 del *New England Journal of Medicine,* se informó que los miembros de la familia que cuidan a parientes con demencia experimentan mucho más estrés durante el año anterior a la muerte del paciente. De acuerdo con el estudio, actualmente más de seis millones de adultos en los Estados Unidos les proporcionan cuidado de largo plazo a miembros ancianos de sus familias, de los cuales dos millones padecen demencia.

La tensión y la frustración que usted puede sentir como cuidador es absolutamente normal; no se sienta culpable por eso. Lo principal es recordar que no debe tomar las cosas personalmente. El comportamiento que presencia no tiene nada que ver con usted y todo que ver con la persona que usted cuida.

La repetición de palabras, aunque no es en sí una actividad agresiva, puede ser desesperante. Una forma de manejarla es repetirse una especie de mantra: "es la enfermedad la que habla", "es la enfermedad la que habla". Esto le ayuda a recordar que todos estos síntomas no son más que el resultado de la enfermedad de Alzheimer.

Hay que evaluar la causa

Así como en el caso de los otros comportamientos mencionados, es hora de evaluar las causas de los cambios de estado de ánimo, la agresividad y la beligerancia. Las razones pueden ser tan variadas que se hará necesaria una lista de control. Después de un tiempo, la lista se puede volver casi automática y usted sabrá casi intuitivamente lo que motiva el comportamiento escandaloso.

La razón podría ser que una persona nueva se ha involucrado en el cuidado del paciente. Puede haber tenido demasiada actividad o exceso de estimulación en un día. Es posible que el paciente sienta dolor o síntomas de alguna enfermedad aguda o que experimente efectos secundarios de los medicamentos. Puede que de un momento a otro ya no pueda hacer las tareas o actividades que hacía antes y que ya no sea capaz de comunicar sus deseos o necesidades.

Cómo responder a los comportamientos desafiantes

La forma de responder a los comportamientos desafiantes es similar a la de enfrentar la agitación y la irritabilidad, pero ahora hay un nivel elevado de intensidad e incluso una sensación de peligro inevitable en el cuidador. Después de todo hemos aprendido a asociar el comportamiento agresivo y la beligerancia con el peligro. Pero este comportamiento se manifiesta en una persona que puede ser su madre, su padre o un cliente que no tiene intención alguna de hacerle daño a usted.

¡Alerta!

Es muy importante crear un entorno seguro para usted y para su paciente con Alzheimer. Como en el caso de los niños pequeños, es necesario esconder todos los objetos cortopunzantes (tijeras, cuchillos), los palos de golf y bates de béisbol y cualquier otro objeto que puede lanzarse. Los pacientes con Alzheimer que no tienen otra forma de expresarse a menudo dan golpes y lanzan cosas.

En primer lugar, tranquilícese y enfóquese, respire profundo y relájese. A veces su tranquilidad puede contagiarse, así como lo hacen el tono enfadado y la impaciencia.

Sea muy paciente y recuerde que usted hace exactamente lo que debe al quedarse callado y quieto.

En nuestro mundo atareado y lleno de estrés, creemos que siempre debemos estar haciendo algo y efectivamente hay mucho que hacer cuando se cuida a un paciente con Alzheimer. Pero en este momento usted debe detener el tiempo y simplemente existir.

No discuta

Este es el peor momento para discutir o tratar que su madre, su padre o su cliente haga algo que no quiere hacer. Esa es una de las razones por las cuales a menudo comienzan a pelear.

Si piden o hacen señales de que quieren hacer otra cosa, sea flexible y concédales el deseo.

Tal como en el caso de la agitación, una vez que se calman un poco las cosas, realice una evaluación retrospectiva y trate de hallar la causa de la intensificación del comportamiento. Luego, registre el comportamiento en la tabla y haga anotaciones sobre los eventos correspondientes y trate de descifrar el patrón de comportamiento que llevó a la situación. Sobre todo, busque el apoyo y la orientación de un médico o grupo de apoyo local sobre la forma de manejar estos casos.

Paranoia, delirio y alucinaciones

La paranoia, el delirio y las alucinaciones son los síntomas clásicos de las etapas finales de la enfermedad de Alzheimer.

Los individuos pasan por períodos de paranoia durante los cuales realmente creen que alguien trata de entrar a la casa o que los quiere envenenar. La paranoia los lleva a sospechar, extrema e irracionalmente, de los demás y de sus motivaciones. Tranquilizar al paciente es la única forma de manejar la paranoia.

El delirio consiste en una falsa idea persistente. Los pacientes delirantes pueden creer que son rehenes o que son miembros de la familia real. Con el fin de tratar estos delirios usted no debe hacerse partícipe en ellos, pero sí debe asentir con la cabeza, escuchar y jamás contradecir lo que dice un paciente con Alzheimer.

Información esencial

Las alucinaciones deben ser analizadas por un médico que evaluará los medicamentos y los síntomas físicos. Es necesario descartar otros desórdenes físicos como las infecciones renales o de la vejiga, la deshidratación, el dolor intenso y el abuso de las drogas y el alcohol. En casos muy raros, las alucinaciones son causadas por la esquizofrenia cuando coincide con la enfermedad de Alzheimer.

Las alucinaciones se deben a falsas percepciones: los pacientes pueden imaginar que hay personas o cosas en la habitación que realmente no están allí. También pueden sufrir alucinaciones auditivas durante las cuales oyen voces o cantos. Las alucinaciones sensoriales de tacto, gusto y olfato pueden ocurrir cuando el paciente siente algo que les camina por el cuerpo, perciben algo en la comida que realmente no está ahí o huelen algo. A menudo las alucinaciones sensoriales de gusto y olfato se convierten en paranoia de envenenamiento o ataques con gases. Estos episodios dan mucho miedo.

Cómo manejar las alucinaciones

Tranquilizar constantemente a la persona es la mejor forma de controlar la paranoia, pero las alucinaciones son mucho más difíciles de controlar. Asentir con la cabeza y estar de acuerdo es el mejor enfoque. Usted no debe decirles que sí ve la alucinación, porque no la está viendo realmente. Pero tampoco debe negar lo que ellos ven porque eso sólo les causará más agitación.

Si las alucinaciones se vuelven permanentes, es hora de consultar al médico. Pueden deberse a efectos secundarios o algún problema físico agudo no relacionado con el Alzheimer. Hasta la simple deshidratación puede causar irritación del cerebro, lo cual puede empeorar los síntomas del Alzheimer.

Solicite un examen de ojos y oídos

Ahora es el momento de asegurarse de que los ojos y los oídos de su paciente están funcionando al máximo. La vista defectuosa puede hacer que las sombras parezcan reales y la mala audición puede convertir los sonidos normales en susurros.

Todos los consejos proporcionados para los casos de agitación y comportamientos desafiantes son aplicables aquí. Mantenga la calma, enfóquese, tranquilice al paciente y bríndele apoyo. Esté preparado para hablar de la experiencia con el paciente si él quiere hacerlo. La distracción funciona para las alucinaciones así como para los otros síntomas del Alzheimer.

¡Alerta!

Es importante que los cuidadores tengan apoyo y respaldo, tiempo libre, momentos de descanso y la oportunidad de recargar baterías durante esos períodos intensos. Usted necesita pasar tiempo con otras personas que no tengan Alzheimer para no verse arrastrado completamente hacia ese mundo irreal. Recuerde que cuidándose a sí mismo usted también cuida al paciente con Alzheimer.

Cuando observe las señales reveladoras tales como los ojos enfocados en la nada, el oído atento cuando no hay sonido alguno o las manos que espantan insectos imaginarios, ponga su mano en el hombro del paciente para darle tranquilidad, así es posible que salga de la alucinación. Aumentar la luz puede ayudar a eliminar las sombras o reflejos. Poner una música suave o ir a otra habitación también puede eliminar las alucinaciones. Es recomendable quitar o cubrir los espejos, pues en esta etapa lo que el paciente puede ver es a un extraño que lo mira.

Capítulo 8

El tratamiento médico de la enfermedad de Alzheimer

La financiación internacional para la enfermedad de Alzheimer está destinada actualmente a la investigación de las causas y la investigación del tratamiento. A medida que comprendemos lo que causa el daño al cerebro y los síntomas derivados de ello, aprendemos a prevenir y demorar el proceso. El enfoque actual del tratamiento se centra en el alivio de los síntomas y en el diagnóstico temprano. Muchas drogas más recientes pueden ayudarle a la gente a mejorar los síntomas mentales durante meses y años, aumentando así las posibilidades de que se descubra una cura a tiempo para ayudarlos.

Estrategias para el tratamiento médico

Existen tres aspectos de la enfermedad de Alzheimer que se pueden tratar con medicamentos: los síntomas cognitivos (memoria, pensamiento y percepción), los síntomas de comportamiento (agitación, ansiedad e irritabilidad) y el insomnio.

No obstante, es importante comenzar con un solo medicamento a la vez, usando la dosis mínima posible para lograr el mayor beneficio y llevando un registro de los cambios en los síntomas. Es importante ser conscientes de que los medicamentos sedantes usados para tratar el insomnio o problemas del sueño pueden causar embotamiento, confusión, incontinencia, inestabilidad, caídas o agitación elevada. Estas drogas deben usarse con cautela y los cuidadores deben estar al tanto de los posibles efectos secundarios.

Hecho

Alzheimer's Disease International lleva registros de la incidencia mundial de la enfermedad. Con base en las estadísticas actuales y el crecimiento de la población mayor de sesenta y cinco años, calculan que para el 2025 el número de personas con demencia en el mundo habrá llegado a la aterradora cifra de 34 millones.

La Administración de Drogas y Alimentos de los Estados Unidos (FDA por su sigla en inglés) ha aprobado dos tipos de drogas para tratar los síntomas cognitivos de la enfermedad: los inhibidores de la colinesterasa y los antagonistas de los receptores NMDA (N-metil-D-aspartato), también llamados bloqueadores del glutamato. Hasta la fecha, cinco drogas han sido aprobadas por la FDA para su uso en el tratamiento de los síntomas cognitivos del Alzheimer. Las cuatro siguientes pertenecen a la clase de los inhibidores de la colinesterasa:

- Cognex (THA)
- Aricept
- Exelon
- Reminyl

Inhibidores de la colinesterasa

Los inhibidores de la colinesterasa actúan para evitar la descomposición de un neurotransmisor muy importante conocido como la acetilcolina que se encuentra en el cerebro y en la médula espinal, así como en las uniones entre nervio y músculo. Está compuesta de acetil coenzima A (CoA) y colina. Una vez producida, la acetilcolina transmite un mensaje y luego es descompuesta por una enzima especial llamada colinesterasa en sus componentes originales: acetil coenzima A (CoA) y colina.

Las drogas inhibidoras de la colinesterasa evitan la descomposición de la acetilcolina, lo que le permite acumularse y hacer más disponible la acetilcolina en el cerebro para la transmisión de mensajes entre las células cerebrales. Un nivel de acetilcolina en el cerebro por debajo de lo normal es una de las características del Alzheimer. Esta disminución es causada por la destrucción de las células cerebrales que normalmente hacen y liberan la acetilcolina.

¡Alerta!

El curare paraliza los músculos porque bloquea la transmisión de acetilcolina. Algunos gases nerviosos impiden la descomposición de la acetilcolina, lo que causa una estimulación constante de las células receptoras, esto conlleva a espasmos intensos de los músculos, incluido el corazón. En la miastenia gravis, el cuerpo produce anticuerpos contra sus propios receptores de acetilcolina en las uniones neuromusculares y causa debilidad de los músculos y parálisis.

Las investigaciones han demostrado, a través de mediciones con escanografías SPECT, que los inhibidores de la colinesterasa que actúan sobre el cerebro aumentan el flujo sanguíneo cerebral. Este incremento del flujo sanguíneo se da en las regiones del cerebro afectadas por la enfermedad de Alzheimer. Pero sólo funcionan en las etapas leve y moderada del Alzheimer porque se necesitan células nerviosas que funcionen y sean capaces de producir la acetilcolina. Estas células se van perdiendo gradualmente y en las etapas tardías del Alzheimer no hay suficientes para producir acetilcolina ni transmitir mensajes.

Cognex: la primera droga para el Alzheimer

Cognex merece un lugar especial en la galería de la fama del Alzheimer. En 1993 fue la primera droga aprobada por la FDA para el tratamiento de Alzheimer. Tiene un nombre científico muy largo y complicado, tetrahidroaminoacridina, cuya forma abreviada es THA. Es un medicamento de uso múltiple: un inhibidor de la colinesterasa que también tiene efectos benéficos sobre el comportamiento.

Los médicos encontraron una leve mejoría de los síntomas cognitivos en los pacientes que tomaron Cognex, pero sin cambio alguno en la progresión de la enfermedad. También tiene un efecto dramático sobre el comportamiento de quien sufre de Alzheimer. Lo más notable en este sentido es la disminución de síntomas tales como la apatía, la irritabilidad y la agitación.

Pero los efectos van de la mano con los efectos secundarios. El lado negativo de Cognex es una alta incidencia de elevación de la enzima hepática; el 50% de quienes lo tomaron presentan una elevación de las enzimas hepáticas después de un mes o seis semanas de tomar el medicamento. Por este motivo se receta rara vez.

También hay interacciones con otros medicamentos que aumentan la actividad de la acetilcolina. Estos incluyen las drogas para la miastenia gravis (por ejemplo, neostigmina, cloruro de edrofonio, bromuro de distigmina y bromuro de piridostigmina); otras drogas para el Alzheimer (por ejemplo, la galantamina y el donepezil); y los medicamentos para la retención urinaria (por ejemplo, el carbacol y la pilocarpina de cloruro de betanecol).

Aricept

El Aricept, aprobado en 1996, fue diseñado como sustituto del Cognex por sus efectos tóxicos sobre el hígado. Su nombre genérico es donepezil. En el Reino Unido, fue la primera droga aprobada para el Alzheimer, en 1997. Está destinada específicamente a los pacientes con Alzheimer leve a moderado, pero no les sirve a todos y no es una cura. Hace una de cuatro cosas: puede no hacer nada, puede hacer que los síntomas mejoren, puede detener el avance de los síntomas o puede causar efectos secundarios.

En un estudio, el 50% de los pacientes a quienes se les administró un placebo empeoró, que es el curso normal de los eventos. Pero sólo el 33% de quienes tomaron Aricept empeoraron. Es probable que las personas que toman Aricept presenten mejorías en cuanto al pensamiento, la comprensión, la resolución de problemas y los síntomas generales. En los pacientes que mejoraron, los que dejaron de tomar Aricept después de dos años se tardaron seis meses en presentar empeoramiento de los síntomas del Alzheimer.

El Aricept viene en dos presentaciones, 5 mg y 10 mg para ser tomados una vez al día por la noche. Es una buena idea comenzar con la dosis más baja para reducir la posibilidad de efectos secundarios. No se requieren exámenes de laboratorio en el caso del Aricept ya que no produce incremento de las enzimas hepáticas. Sin embargo, tiene algunos efectos secundarios como diarrea, náusea, vómito, calambres musculares, insomnio, pérdida del apetito y fatiga. Estos aparecen generalmente al inicio del tratamiento y luego desaparecen. Es posible que el Aricept empeore los síntomas de las úlceras estomacales, el asma y algunas enfermedades del corazón.

Información esencial

Si usted padece efectos secundarios de su medicamento inhibidor de la colinesterasa y su médico decide suspenderla, usted puede hacerlo sin experimentar efectos negativos por dejarlo y sin que empeore su condición. No obstante, después de cuatro o seis semanas, cualquier beneficio obtenido desaparecerá.

Por lo general es seguro tomar Aricept con otros medicamentos comunes como teofilina, warfarina, cimetidina y digoxin. El Aricept puede interactuar con algunos antidepresivos, anestésicos, antihistamínicos y analgésicos. Su médico o farmaceuta deben estar enterados de todos los medicamentos que toma.

Reminyl

El Reminyl fue aprobado para el tratamiento del Alzheimer moderado o leve en el año 2000. Su nombre genérico es galantamina. Tiene las mismas indicaciones y efectos moderadamente exitosos del Aricept, dado que también es un inhibidor de la colinesterasa. El Reminyl fue probado en estudios doble-ciego controlados con placebo en aproximadamente 3.000 pacientes durante seis meses. En uno de los estudios, con respecto a un sistema de calificación del Alzheimer, no hubo cambio alguno en la calificación del Alzheimer; en otro estudio, la tercera parte de los pacientes mejoraron su calificación por cuatro puntos. El aumento habitual anual de los síntomas está entre cinco y once puntos. Sin embargo, el 15% de los pacientes que tomaron un placebo mejoraron por exactamente el mismo puntaje.

El Reminyl trata los síntomas cognitivos pero también es benéfico para los síntomas de comportamiento tales como la ansiedad, las alucinaciones y el deambular. En un estudio de cinco meses, los síntomas de comportamiento de los pacientes así como las actividades cotidianas no empeoraron, mientras que los de pacientes que tomaron el placebo sí empeoraron significativamente.

El Reminyl viene en tabletas de 4 mg, 8 mg y 12 mg. La dosis inicial es de 4 miligramos dos veces al día. Después de un mes, se puede aumentar la dosis.

Los efectos secundarios más comunes son la náusea y el vómito, los cuales pasan con el tiempo. Otros efectos secundarios menos comunes son dolores abdominales, confusión, diarrea, disminución del apetito, mareo, caídas, dolor de cabeza, indigestión, congestión nasal, cansancio, problemas para dormir, infecciones de las vías urinarias y pérdida de peso. Rara vez se presentan temblores, disminución del ritmo cardiaco y desmayos.

¡Alerta!

Los inhibidores de la colinesterasa tienen el efecto contrario a los medicamentos anticolinérgicos que actúan para reducir la actividad de la acetilcolina. Por lo tanto, aquellos pueden oponerse al efecto de los siguientes medicamentos, haciéndolos menos efectivos: medicamentos anticolinérgicos para la enfermedad de Parkinson, drogas para el asma, antiespasmódicos para desórdenes intestinales y medicamentos para la incontinencia urinaria.

Las interacciones del Reminyl con otras drogas son principalmente con las indicadas para la enfermedad de Parkinson, para la diarrea, el asma y el corazón (digoxin, quinidina o betabloqueadores). Es posible que sea necesario reducir la dosis de Reminyl si usted toma antidepresivos como paroxetina, fluoxetina o fluvoxamina; antimicóticos como el ketoconazol; o alguna droga para el VIH como el ritonavir. El Reminyl no debe tomarse cuando hay insuficiencia hepática o renal. Su médico lo observará muy de cerca si tiene dolor abdominal severo, asma, epilepsia, enfermedad coronaria, problemas hepáticos o renales, úlcera, retención urinaria, alergia a la lactosa o al colorante amarillo de las pastillas o si ha tenido una cirugía reciente.

Exelon

Exelon es la marca registrada de la rivastigmina, un inhibidor de la colinesterasa aprobado por la FDA en el 2000 para el Alzheimer leve y moderado. Cuando llegó al mercado, cerca de 5.200 personas habían sido tratadas. El Exelon aumenta el nivel de acetilcolina en el cerebro para mejorar el pensamiento, el aprendizaje, la memoria y los síntomas de demencia y funcionamiento cotidiano en el caso de la enfermedad de Alzheimer.

El Exelon en cápsulas de 1,5 miligramos se toma dos veces al día con las comidas. La dosis máxima es de 6 mg diarios. Los principales efectos secundarios son la náusea, el vómito, el dolor abdominal y la pérdida del apetito, los cuales se reducirán a medida que el organismo se acostumbra a la droga. Otros efectos secundarios menos comunes son: agitación, dolor en el pecho, confusión, depresión, mareo, desmayos, alucinaciones, dolor de cabeza, indigestión, brotes, convulsiones, problemas con el sueño, sudor, temblores, úlceras y pérdida de peso.

Información esencial

Al menos la mitad de las personas que toman inhibidores de la colinesterasa no responde a ellos. Pero cuando funcionan, pueden hacer una gran diferencia en la calidad de vida y las actividades cotidianas. Por eso los neurólogos suelen recomendar un período de prueba durante el cual la persona toma una o más de estas drogas.

El Exelon debe usarse con cautela en pacientes con asma, enfermedad pulmonar obstructiva crónica, epilepsia, problemas con el ritmo cardiaco, insuficiencia renal, enfermedad de Parkinson, úlcera péptica y síndrome de seno enfermo.

La quinta droga

La memantina, cuya marca registrada es Namenda, fue aprobada por la FDA en 2003, pero en Alemania se ha utilizado desde 1989. Se usa para tratar los síntomas cognitivos del Alzheimer pero actúa con un mecanismo diferente al de los inhibidores de la colinesterasa. El cerebro afectado por la enfermedad de Alzheimer está saturado de glutamato, un exceso de neurotransmisores que sale de las células dañadas. Namenda impide que este exceso de glutamato interfiera con el aprendizaje y la memoria. Sus efectos secundarios son leves por lo general: náusea, desasosiego, dolor abdominal y dolor de cabeza.

Un aspecto importante de la investigación sobre el Alzheimer es que el GMS o glutamato monosódico es un potente precursor del glutamato. El GMS es una excitotoxina; la ingestión excesiva a través de los alimentos procesados o la comida china puede causar sobreestimulación de las células cerebrales hasta que colapsan. Los neurólogos que conocen el peligro del

GMS les recomiendan evitarlo a los pacientes de Alzheimer. Lo mismo vale para el aspartame, otra excitotoxina. Se trata del edulcorante artificial que se encuentra en los alimentos procesados y las bebidas dietéticas. Debe evitarse pues también puede causar la muerte de las células cerebrales.

Hecho

Namenda es la única droga para el Alzheimer aprobada por la FDA que parece funcionar en las últimas etapas del Alzheimer. Su médico sólo podrá determinar si esta droga le servirá sobre una base individual. El registro cuidadoso llevado por su cuidador le puede ayudar a decidir si usted debe continuar con la droga o si debe suspenderla.

Dado que Namenda actúa mediante un mecanismo diferente al de los inhibidores de la colinesterasa, los investigadores esperaban que las drogas pudieran actuar juntas para lograr un mejor control de los síntomas del Alzheimer. No obstante, en junio de 2003 el Centro Fisher para la Investigación sobre el Alzheimer de la Universidad Rockefeller publicó la mala noticia.

No se observa una mejoría adicional cuando se agrega Namenda a la acción de los tres inhibidores de la colinesterasa más usados. Los pacientes de Alzheimer que participaron en el estudio no mostraron ninguna mejoría en las pruebas de memoria tras tomar Namenda junto con un inhibidor de la colinesterasa. Y los que sólo tomaron un inhibidor de la colinesterasa y un placebo no decayeron tanto como se esperaba. Los científicos no saben cómo explicar esto. Sin embargo muchos especialistas geriátricos saben que cuantos más medicamentos tomen los ancianos, más aumentan sus síntomas de demencia.

Otras drogas para las funciones cognitivas

Hay varias drogas que parecen hacerles bien a los pacientes de Alzheimer, entre ellas una droga para la enfermedad de Parkinson, la selegilina, la prednisona, los antiinflamatorios no esteroides (AINE) y el estrógeno. La prednisona no fue considerada para el tratamiento del Alzheimer dada su larga lista de efectos secundarios entre los cuales se hallan la diabetes, la osteoporosis y la supresión de la función de las glándulas suprarrenales. La selegilina (una droga para el Parkinson también conocida con las marcas Carbex y Eldepryl), en dosis de 5 miligramos dos veces diarias, puede retrasar el progreso del Alzheimer, pero se requiere más investigación; puede tener algunas propiedades antioxidantes pero también varios efectos secundarios: baja la presión arterial y puede causar náusea, mareo o sueños muy vívidos.

No a los AINE

Varios estudios que no buscaban una relación específica entre los AINE y el Alzheimer señalan que las personas que usaron estas drogas parecían mostrar una menor incidencia de Alzheimer. Las personas que tomaban AINE como la aspirina, el ibuprofeno y el naproxeno tenían un riesgo hasta 30% menor de desarrollar la enfermedad de Alzheimer. Pero como las drogas presentaban el peligro de formación de úlceras estomacales y hemorragia interna, se iniciaron estudios específicos para determinar si los AINE efectivamente reducían el riesgo de Alzheimer.

¡Alerta!

Los estudios son necesarios para determinar si una droga será buena para el Alzheimer dado que sus efectos negativos pueden superar los beneficios. En dos estudios realizados por la Dra. Marie Griffin y sus colegas, se vincularon los AINE con el 20-30% de todas las admisiones a un hospital y a muertes debido a úlceras gástricas en pacientes mayores de sesenta y cinco años.

Los investigadores incorporaron a 351 pacientes de Alzheimer leve a moderado en un estudio sobre los AINE y publicaron sus resultados en 2003 en el *Journal of the American Medical Association*. Dos drogas para la artritis, el rofecoxib y el Vioxx, y un analgésico que se vende sin receta, el naproxeno, fueron estudiados durante un año.

Los resultados no mostraron ninguna reducción del deterioro mental en las personas que tomaron las drogas, en comparación con otro grupo de personas que tomaba un placebo.

Además de la náusea, las úlceras y las hemorragias esperadas, quienes tomaron esas drogas presentaron una mayor incidencia de mareo, fatiga, sequedad en la boca e hipertensión que quienes tomaron el placebo. La conclusión es que los pacientes de Alzheimer no deben tomar AINE pensando que esto le ayudará con la enfermedad.

¿Y el estrógeno?

Al parecer el estrógeno afecta el hipocampo o centro de la memoria del cerebro, el cual es una de las primeras áreas en ser afectadas por la enfermedad de Alzheimer. Largos años de investigación, sobre todo en animales, muestran los efectos positivos del estrógeno sobre la memoria. En amplios estudios de mujeres que tomaban estrógenos se notó un riesgo menor de Alzheimer y un aumento correspondiente en las funciones cognitivas. El estrógeno parece fomentar el crecimiento de las fibras nerviosas de las células específicas de la memoria. Como la mayoría de las hormonas, el estrógeno tiene algunos efectos antioxidantes y antiinflamatorios. La combinación de estos beneficios suscitó una racha de actividad intensa en torno al uso del estrógeno para el tratamiento del Alzheimer. Incluso se halló que el estrógeno disminuye la producción de proteína amiloidea por parte de las células y reduce su nivel en los cerebros de animales vivos.

Finalmente, el Instituto Nacional sobre el Envejecimiento patrocinó una prueba clínica para comprobar si el estrógeno realmente alteraba de manera radical el curso de la enfermedad de Alzheimer. Los resultados fueron desalentadores. En una población de mujeres mayores con Alzheimer moderado o severo, no mejoró las funciones cognitivas o funcionales ni retrasó el avance de la enfermedad. Otro estudio de mujeres con Alzheimer leve o moderado, en el cual se trató con estrógeno a las pacientes durante un período de seis a diez semanas, tampoco reveló diferencias significativas entre los efectos del tratamiento y el placebo.

Información esencial

El mercadeo indirecto del Premarin, un estrógeno fabricado a partir de la orina de yeguas embarazadas, comenzó en 1966 con un libro del Dr. Robert A. Wilson titulado *Feminine Forever*, patrocinado por el laboratorio farmacéutico Wyeth. Se les dijo a las mujeres que para mantenerse "jóvenes, atractivas y sexualmente activas" debían tomar esa hormona. Sin evidencia alguna que sustentara estas afirmaciones, se procedió inmediatamente a poner a las mujeres en edad de menopausia en terapia de reemplazo hormonal.

Se hicieron varios estudios, todos ellos con resultados negativos. Peor aún, en mayo de 2003 las estadísticas desarrolladas en el contexto del seguimiento de los cinco años sobre la amplia y rigurosa iniciativa WHIMS

(Iniciativa de Salud de la Mujer) revelaron que las mujeres saludables de sesenta y cinco o más años que habían tomado Prempro, una popular combinación de estrógeno sintético y progestina, presentaban una tasa de demencia (que incluía el Alzheimer) que duplicaba a la de las mujeres que no tomaron el medicamento.

El estudio no probó que el medicamento causara Alzheimer pero sí que no era un tratamiento efectivo.

¡Alerta!

Con base en estudios recientes definitivos, la FDA anunció el 11 de febrero de 2004 que los productos usados en la terapia de reemplazo hormonal (HRT, por su sigla en inglés) y que contenían estrógeno o una combinación de estrógeno y progestina debían llevar una etiqueta advirtiendo que el tratamiento basado en esa combinación de estrógeno y progestina aumentaba el riesgo de demencia.

Medicamentos para la agitación

Realmente no existe un medicamento específico para la agitación. Dado que esta en la enfermedad de Alzheimer es una combinación de ansiedad, depresión e irritabilidad, hay una serie de medicamentos que podrían ser útiles. Los antidepresivos que pueden ayudar con la depresión y la irritabilidad son Celexa, Paxil, Prozac y Zoloft. También se usan otras drogas de acción menos prolongada para el tratamiento de la ansiedad, el desasosiego, la agresión verbal y las actitudes de resistencia como los ansiolíticos Ativan y Serax.

Si las drogas ansiolíticas y antidepresivas no funcionan o si el paciente está en las peores etapas de agitación, se necesitan medicamentos más fuertes como los antipsicóticos. En estos pacientes, la agitación va acompañada de delirios, alucinaciones, comportamiento agresivo, hostilidad y una absoluta falta de cooperación. Entre estos medicamentos se encuentran Zyprexa y Risperdal.

Otras drogas que sirven para tratar la agitación incluyen los anticonvulsivos como el Tegretol, los cuales sirven también para los cambios de estado de ánimo.

El Depakote ha sido utilizado para ayudar en el tratamiento de la hostilidad y la agresión.

Medicamentos para dormir

Los medicamentos para dormir se conocen como sedantes. Hacen más lento el funcionamiento de la persona, en particular el de su sistema nervioso. Pueden causar somnolencia, así como muchos otros efectos secundarios como incontinencia, falta de equilibrio, caídas y una gran agitación.

Al comienzo se podría pensar que los efectos secundarios de estas drogas son síntomas de un empeoramiento del Alzheimer. Pero al suspender el medicamento se reversan los síntomas. Si se usan estas drogas, deben administrarse con cautela y conciencia de sus posibles efectos secundarios.

Hecho

Según los expertos en problemas del sueño, nueve de cada diez personas sufren de insomnio en algún momento de su vida y uno de cada tres adultos tiene problemas de insomnio todos los años. Con la edad, el sueño se fragmenta. Algunas razones para esto son los bajos niveles de melatonina, la hormona que controla el sueño; la hipersensibilidad a los ruidos; la enfermedad, la depresión, el estrés, la ansiedad y las afecciones neurológicas tales como las enfermedades de Alzheimer y de Parkinson.

Pruebas clínicas

Es posible que le pidan a usted o a un ser querido que participe en una prueba clínica. Es como si cada mes las compañías farmacéuticas anunciaran una nueva droga que va a ser la respuesta definitiva. Todas estas drogas eventualmente tienen que ser probadas en pacientes con Alzheimer y usted puede ser uno de ellos.

Puede suceder, entonces, que usted y su familia sean proactivos y deseen participar en alguna prueba para estar al tanto de los últimos desarrollos de las compañías farmacéuticas.

La Asociación del Alzheimer y muchas otras organizaciones y hospitales tienen información específica acerca de estas pruebas clínicas. Usted querrá saber en qué consisten, cómo funcionan, quién puede participar y cuáles son los riesgos y beneficios. También necesitará ayuda para resolver si debe ingresar o no a una prueba clínica.

¿Qué es una prueba clínica?

Una prueba clínica es una etapa necesaria de la investigación acerca de los medicamentos cuyo objetivo es averiguar si la droga es segura y efectiva en la población humana. Cuando una droga llega a la etapa de prueba en humanos, ya ha sido comprobado que es segura para los animales. El protocolo de una prueba clínica define quiénes pueden participar en el estudio así como todos los exámenes, procedimientos, medicamentos y dosis que se recetarán, y la duración del estudio. Las compañías farmacéuticas generalmente corren con los costos de una prueba clínica, la cual es manejada por investigadores y médicos en hospitales o universidades.

Lo mejor de una prueba clínica son las citas frecuentes programadas para que los pacientes se reúnan con el personal de la investigación para monitorear los síntomas, tanto los buenos como los malos. La peor parte es que podría no tocarle la droga que se está estudiando. Si la prueba usa un placebo como control, es posible que a usted le toque el placebo o píldora inactiva.

¡Alerta!

Jerry Phillips, funcionario de la Oficina de Evaluación Posmercadeo del Riesgo de las Drogas de la FDA, confirma que "en el campo más amplio de la información acerca de reacciones adversas a las drogas, los 250.000 informes recibidos anualmente probablemente representan sólo el 5% de las reacciones que realmente ocurren". El Dr. Jay Cohen comenta que, en realidad, se dan cinco millones de reacciones a los medicamentos cada año. Esto se descubre después de que se ha otorgado la licencia para el medicamento mediante la vigilancia posmercadeo.

El comité de revisión institucional

Con el fin de supervisar y monitorear todas las pruebas clínicas realizadas en los Estados Unidos, se estableció un Comité de Revisión Institucional (IRB, por su sigla en inglés), generalmente en un hospital o en una universidad. Los miembros de dicho comité son médicos, estadísticos y activistas comunitarios independientes que aseguran que la prueba clínica se realiza éticamente y promueven los derechos de los participantes. El comité garantiza que los riesgos de un estudio particular sean tan bajos como es posible y que los beneficios superen los riesgos.

Consentimiento informado

Casi todos hemos tenido que firmar documentos de consentimiento informado antes de una cirugía. Lo mismo ocurre en el caso de una prueba clínica.

Los investigadores tienen la obligación de informarles a los participantes acerca de todos los aspectos importantes de la prueba investigativa, incluyendo los tipos de tratamiento, los efectos secundarios, los beneficios esperados, la existencia de tratamientos similares y su derecho a salirse de la prueba en cualquier momento.

Una vez que usted y su familia tengan absoluta claridad sobre todos los aspectos de la prueba, deberán firmar un documento de consentimiento informado.

Chequeos médicos regulares

Es importante hacerse chequeos médicos regulares para controlar su condición y su respuesta a los medicamentos que toma. Su médico habrá hecho ya una evaluación de base, utilizando pruebas específicas durante sus primeras visitas relativas al Alzheimer. Esta evaluación se conserva en la historia clínica y en todas las demás visitas se repiten las pruebas y se comparan sus resultados con los de la primera evaluación. Es importante tener esta evaluación de base para saber cómo se sentía y qué síntomas presentaba cuando lo diagnosticaron así como para ayudar a evaluar los medicamentos.

La prueba médica más común es el Miniexamen del Estado Mental (MMSE, por su sigla en inglés). Otra prueba es un cuestionario llamado Escala de Automantenimiento del Estado Físico (PSMS, por su sigla en inglés) que puede ser diligenciado por el cuidador.

Los dos exámenes ayudan a establecer la memoria, el pensamiento, el lenguaje y la capacidad funcional de base. Los síntomas de comportamiento tales como la agitación, la psicosis, la ansiedad y la depresión también forman parte de la evaluación de base.

La evaluación permanente

Su médico querrá examinarlo cada tres o seis meses después del diagnóstico inicial; si ha comenzado a tomar algún medicamento, será cada tres meses. Cuando se haya estabilizado con el medicamento, las visitas médicas serán cada seis meses.

Hecho

En el 2000, *The American Journal of Psychiatry* publicó un estudio acerca del sentido del olfato de noventa pacientes con Alzheimer, comparado con el de las personas sanas. Dado que los tejidos olfatorios responsables de dicho sentido se dañan a la par con otras partes del cerebro, parece razonable pensar que un estudio del olfato sirva para detectar el Alzheimer. Algunas clínicas usan una prueba de olfato como parte de los exámenes para detectar la enfermedad, mientras que otras creen que aún se necesita más investigación al respecto.

Su médico le aplicará las pruebas MMSE, PSMS y una evaluación de comportamiento en cada visita para hacerle seguimiento a cualquier cambio en los síntomas. Si usted comienza a experimentar síntomas más severos como depresión, agitación, alucinaciones o delirio, es posible que le den otro medicamento y le programen citas médicas más frecuentes. Si desarrolla otras condiciones o síntomas no necesariamente asociados con el Alzheimer, las visitas regulares al médico le ayudarán a revisarlos también.

Evaluación del tratamiento

Cuando su médico evalúa su respuesta a una droga, lo hace principalmente para ver si hay una estabilización de su condición. A veces sí se dan mejorías dramáticas, pero no tan frecuentemente como quisiéramos. Si se observa una decaída fuerte tras iniciar un nuevo medicamento, es posible que el médico le pida a usted y a su cuidador que se suspenda la droga de una vez o gradualmente.

El médico también se asegurará de que usted y su cuidador entiendan que todavía no hay una cura para el Alzheimer y que los medicamentos que existen actualmente son limitados y no pueden reversar o detener el avance natural de la enfermedad. No obstante, sí permiten un período más largo de independencia y pueden posponer la necesidad de recurrir a un hogar geriátrico u otro tipo de cuidado institucionalizado.

El cuidado durante las citas médicas

Hay razones por las cuales el cuidador debe acompañarlo a las citas médicas. Es posible que necesite ayuda para llegar a la cita, desvestirse para el examen y luego volver a vestirse. También le puede ayudar a informarle al médico de los síntomas experimentados desde la última cita, de cualquier evento significativo ocurrido en ese periodo (por ejemplo, un cambio de residencia) y de los medicamentos que toma. El cuidador debe llevar los medicamentos a la cita.

Herramientas de evaluación

Existen cuatro categorías de herramientas de evaluación utilizadas en el caso de la enfermedad; es conveniente que usted sepa cuáles son.

1. Evaluaciones cognitivas que miden el pensamiento, el aprendizaje y la memoria.
   - Escala de Evaluación para la Enfermedad de Alzheimer, subsección cognitiva (ADAS-cog, por su sigla en inglés)
   - Escalas de Información – Memoria – Concentración de Blessed (BIMC, por su sigla en inglés)
   - Escala de Evaluación Clínica de la Demencia (CDR, por su sigla en inglés)
   - Miniexamen del Estado Mental (MMSE, por su sigla en inglés)
2. Evaluaciones funcionales que miden las actividades diarias y la capacidad para funcionar en la vida cotidiana
   - Cuestionario de Evaluación Funcional (FAQ, por su sigla en inglés)
   - Actividades Instrumentales de la Vida Diaria (IADL, por su sigla en inglés)
   - Escala de Automantenimiento del Estado Físico (PSMS, por su sigla en inglés)
   - Escala de Deterioro Progresivo (PDS, por su sigla en inglés)
3. Evaluaciones globales tanto de los síntomas cognitivos como de los funcionales
   - Impresión Clínica Global de Cambio (CGIC, por su sigla en inglés)
   - Impresión Clínica Basada en Entrevista (CIBI, por su sigla en inglés)
   - Escala de Deterioro Global (GDS, por su sigla en inglés)
4. Evaluaciones con base en el cuidador
   - Escala de Valoración de la Patología del Comportamiento en la Enfermedad de Alzheimer (BEHAVE-AD, por su sigla en inglés)
   - Inventario Neuropsiquiátrico (NPI, por su sigla en inglés)

El papel extendido del cuidador

Dentro del contexto médico, el rol del cuidador en la enfermedad de Alzheimer es mucho más importante que en cualquier otra enfermedad. Dado que con frecuencia el paciente es incapaz de comunicar sus necesidades y preocupaciones al médico, le corresponde al cuidador asumir el papel de comunicador. El médico debe establecer una buena relación con el cuidador y a menudo con toda la familia para proporcionar un tratamiento y un cuidado efectivos. Cualquier plan de tratamiento propuesto por el médico será implementado y verificado por los cuidadores del paciente.

Es importante tener un cuidador fuerte y seguro de sí mismo para la salud del paciente de Alzheimer. De hecho, si el cuidador se encuentra indebidamente sobrecargado, eso significa que el enfoque de tratamiento no funciona y debe ser revaluado.

Capítulo 9

El tratamiento de los síntomas del Alzheimer con dietas y nutrientes

Todas las actividades corporales se dan a través de un proceso llamado metabolismo en el cual las células descomponen químicos y nutrientes para generar energía y formar nuevas moléculas como las proteínas. Un metabolismo eficaz requiere sangre llena de oxígeno, glucosa y nutrientes. Las enzimas son las moléculas que hacen funcionar el metabolismo; los nutrientes son las vitaminas y los minerales que actúan como coenzimas esenciales. Cuando hay deficiencia de algún nutriente en el cuerpo, ciertas funciones metabólicas se ven impedidas y pueden presentarse síntomas de enfermedad.

El agua

El cuerpo humano está compuesto en su mayor parte de agua, desde un 90% en el caso de los bebés hasta un 70% en el caso de los adultos. Las arrugas de la vejez son causadas en parte por la deshidratación. Si todo el mundo tomara de seis a ocho vasos grandes de agua al día, estaríamos en mejores condiciones.

Sólo hay que observar la proliferación de compañías de agua embotellada y de sistemas para filtrar el agua para saber que el agua viene en muchas formas, algunas buenas y otras malas. Quienes comercializan el agua embotellada y los purificadores de agua tienden a exagerar los problemas del agua de la llave, pero es cierto que a veces sí hay inconvenientes de contaminación en las reservas de agua.

Información esencial

Aunque ninguna agencia ha hecho recomendaciones acerca del agua y la enfermedad de Alzheimer, parece sensato usar un purificador de agua o servirse de un proveedor confiable de agua embotellada. Los ambientalistas que se preocupan cada vez más por la presencia de químicos en el medio ambiente y sus efectos sobre la salud llaman a este tipo de medida preventiva: "obrar según el principio de cautela".

En los *Proceedings of the National Academy of Science*, se incluye un estudio que demuestra que un grupo de conejos con elevados niveles de colesterol y que había ingerido demasiado cobre proveniente del agua de la llave presentaba aceleración de los síntomas del Alzheimer. En un estudio previo que había usado agua destilada sin cobre, los animales no desarrollaron la enfermedad de Alzheimer. Se trata de un hallazgo accidental pero uno que proporcionó suficiente evidencia para que se buscara una relación entre la ingesta de cobre en personas con colesterol alto y la enfermedad de Alzheimer.

La mayoría de los investigadores y médicos piensan que la conexión entre el Alzheimer y el aluminio ha sido refutada. Sin embargo, varios informes publicados desde el 2000 hallan que sí puede haber una conexión. Esta relación entre el aluminio y el Alzheimer se discutió en el capítulo 2. Otra preocupación surge a raíz del fluoruro en el agua de la llave; un estudio realizado en Francia en 1996 demostró que el fluoruro aumentaba la absorción de aluminio en un grupo de ratas.

El factor alimentario

Las dietas altas en grasas han sido consideradas factores de riesgo para el Alzheimer en aquellas personas que poseen el gen ApoE4. Una dieta en la que el 40% de las calorías proviene de las grasas aumenta el riesgo veintinueve veces.

Este riesgo aplica también a los jóvenes adultos entre los veinte y los treinta y nueve años que ingieren dietas de este tipo; si poseen el gen ApoE4, tienen veintitrés veces más probabilidades de desarrollar Alzheimer cuando sean mayores que quienes comen saludablemente.

Sea que usted posea el gen ApoE4 o no, es una buena idea reducir las grasas. Una dieta alta en grasas aumenta el riesgo de enfermedad coronaria, derrames, diabetes y algunos tipos de cáncer. Una dieta baja en grasas contiene menos grasas animales, menos comidas fritas y más cantidades de granos enteros y verduras.

Sin embargo, es bien sabido que más de la mitad de nuestro cerebro consta de lípidos o grasas que crean las membranas celulares de todo el cuerpo. Si usted ingiere grasas malas, produce membranas celulares de baja calidad; si come grasas buenas, produce membranas celulares de alta calidad y ejerce una influencia positiva sobre la acción de las células nerviosas.

Pregunta

¿Cuál es la diferencia entre grasas buenas y grasas malas?

Las grasas buenas son las poliinsaturadas tales como el aceite de linaza, de oliva, de girasol y de cártamo. Las grasas malas son las saturadas tales como la manteca, la manteca vegetal y las grasas usadas para fritar.

Cuanto más coma, necesita más vitaminas B para metabolizar los alimentos. Después de años de ingerir una dieta alta en calorías, con el resultante aumento de peso, colesterol elevado y niveles de homocisteína altos, es posible que bajen los niveles de vitamina B en el cuerpo.

Sabemos que cuando faltan ciertas vitaminas (B_{12}, B_6 y ácido fólico), la homocisteína se acumula. Y a la inversa, si estas vitaminas B se les dan a personas con altos niveles de homocisteína, la condición desaparece y se reversan los síntomas de enfermedad coronaria. La información recogida en los varios estudios sobre la homocisteína ha hallado una correlación con el Alzheimer.

Los nutracéuticos y la enfermedad de Alzheimer

El papel de la dieta y de los nutracéuticos en la enfermedad de Alzheimer es un tema muy candente hoy, que ha suscitado mucho debate entre los investigadores de la enfermedad.

Nutracéuticos es el término general que se utiliza hoy en día para cobijar a todos los suplementos nutricionales. Antes a estos suplementos se les llamaba vitaminas y minerales, pero como cada año eran descubiertas nuevas categorías de nutrientes, como carotenoides, bioflavonoides y ácidos grasos esenciales para nombrar solamente unos pocos, se hizo necesario buscar otro término que los englobara.

Actualmente se investigan las siguientes causas del Alzheimer en relación con la intervención nutracéutica:

- Daño al cerebro causado por la homocisteína — con tratamiento mediante la vitamina B.
- Daño al cerebro causado por los radicales libres — con vitamina E y vitamina C.
- Nutrientes del sistema nervioso como cofactores esenciales — con vitaminas B, ácidos grasos omega 3 y magnesio.

El daño al cerebro causado por la homocisteína

En 1998, algunos investigadores que publicaban sus hallazgos en los *Archives of Neurology* estudiaron la relación entre la homocisteína y el Alzheimer en un grupo de ancianos. Confirmaron que los niveles sanguíneos de homocisteína eran significativamente mayores y que los niveles de ácido fólico sérico y vitamina B_{12} eran menores en los pacientes con Alzheimer que en los individuos de control. Se les hizo seguimiento a los pacientes durante tres años y la evidencia del avance de la enfermedad obtenida mediante rayos X era más alta en aquellas personas con mayores niveles iniciales de homocisteína.

Los investigadores consideraron que su estudio probaba que la homocisteína elevada no era sólo una consecuencia del Alzheimer, sino que podría desempeñar un papel mucho más importante en el desarrollo de la enfermedad. Por tanto los investigadores vieron la necesidad de realizar una investigación más exhaustiva.

Hecho

El Instituto Nacional sobre el Envejecimiento promueve un examen de homocisteína llamado VITAL (VITaminas para retrasar el avance del Alzheimer). Fue diseñado para determinar si la reducción de los niveles de homocisteína con altas dosis de suplementos de ácido fólico, B_6 y B_{12} retrasaba la tasa de deterioro cognitivo en las personas con Alzheimer. Se reclutaron 400 pacientes y se comenzó a trabajar en enero de 2003.

Los investigadores del Instituto Nacional sobre el Envejecimiento encontraron que las ratas alimentadas con dietas deficientes en ácido fólico tenían niveles elevados de homocisteína en la sangre y el cerebro. Los investigadores sospecharon que la elevada concentración de homocisteína dañaba el ADN de las células nerviosas del cerebro. Cuando las ratas fueron alimentadas con dietas que contenían un nivel normal de ácido fólico, lograron reparar el daño, mientras que las que siguieron con la deficiencia de ácido fólico no lo lograron.

Los radicales libres y los antioxidantes

Las vitaminas C y E son antioxidantes naturales que podrían desempeñar un papel en la prevención y el tratamiento del Alzheimer al eliminar los radicales libres circulantes antes que le hagan daño al cerebro.

En el año 2002, un amplio estudio realizado en los Países Bajos descubrió que una dieta alta en estas vitaminas se relacionaba con un riesgo menor de la enfermedad de Alzheimer.

La vitamina E es una sustancia natural que se encuentra en el aceite de soya, girasol, maíz, y algodón; los granos integrales; los aceites de hígado de pescado y las nueces.

La vitamina E tiene varias funciones en el organismo y actúa como un antioxidante natural.

Un estudio de 1997 que comparaba los efectos de la vitamina E y la selegilina (usada en la enfermedad de Parkinson) halló que la vitamina E retrasaba la progresión de los síntomas en el caso del Alzheimer moderadamente severo.

La Asociación de Alzheimer cita este estudio como base para la recomendación de la vitamina E; además tiene pocos efectos secundarios, puede causar un leve adelgazamiento de la sangre y debe usarse con cautela en los pacientes que toman anticoagulantes.

¡Alerta!

La mejor forma de vitamina E contiene tocoferoles mixtos y tocotrie-noles mixtos. La vitamina E sintética es menos efectiva que la natural. La vitamina E sintética se llama dl-alfa-tocoferol y la natural es d-alfa-tocoferol.

Un recuento de la vitamina E y su habilidad para actuar como antioxidante benéfico para el Alzheimer fue publicado en el 2000. Los investigadores encontraron que sólo el estudio de 1997 sobre la vitamina E se ajustaba a los criterios para ser incluido en el recuento. Sus conclusiones fueron que todavía no hay suficiente evidencia de la eficacia de la vitamina E en el tratamiento de las personas con Alzheimer. Este recuento puede ser malinterpretado y pensar que la vitamina E no sirve. Realmente lo que significa es que se necesita más financiación para impulsar este tipo de investigación.

En la edición del 26 de junio de 2002 del *Journal of the American Medical Association*, dos estudios resaltaban la asociación entre la vitamina E en la dieta y el menor riesgo de Alzheimer. El primer estudio halló que el riesgo de desarrollar el Alzheimer era 70% menor entre las personas que consumían más alimentos con vitamina E como almendras, aceites vegetales, semillas, germen de trigo, espinacas y otras verduras de hoja verde oscura, que entre aquellas que consumían menos vitamina E. El segundo estudio halló que la ingestión de una dieta alta en vitamina E y vitamina C puede disminuir el riesgo de Alzheimer.

La vitamina C tiene la capacidad de atravesar la barrera entre la sangre y el cerebro. Investigadores italianos han planteado que esta capacidad puede utilizarse como medio para ligar ciertas drogas a la vitamina C para ayudarles a penetrar al cerebro y alcanzar las células nerviosas dañadas. Esta investigación aún está en la etapa de pruebas de laboratorio.

Una vitamina es buena, dos pueden ser mejores

La ciencia aísla variables al estudiar una sola cosa a la vez. De otra forma resulta imposible saber cuál es la causa exacta de una enfermedad o qué tratamiento sí funciona. Al estudiar cada nutriente individualmente, los científicos creen que podrán descubrir si es benéfico para tratar o prevenir el Alzheimer. No obstante, esa no es la forma como trabaja el organismo.

El cuerpo es una permanente sinfonía de cientos, incluso miles, de variables que trabajan en armonía. Tomar una variable aislada del concierto puede dar sólo una disonancia, pero a veces es lo único que podemos hacer para llegar a algunas conclusiones generales.

El estudio de las vitaminas E y C

Un estudio acerca de la vitamina E y la vitamina C es una demostración de que dos vitaminas pueden ser mejor que una. En enero de 2004, los *Archives of Neurology* publicaron los hallazgos de un estudio de Johns Hopkins realizado en Utah en 4.470 pacientes ancianos del condado de Cache. El estudio investigó el uso de las vitaminas antioxidantes C y E como protección contra el Alzheimer. Entre 1996 y 2000, se diagnosticaron 304 casos nuevos de Alzheimer.

Los investigadores hallaron que el 17% de las personas ancianas que tomaron suplementos de vitamina C y de vitamina E presentaba una reducción del 78% en el riesgo de Alzheimer al comienzo del estudio y una reducción del 64% a lo largo del estudio. Un mayor estudio de los resultados demostró que los individuos que sólo tomaron una de las dos vitaminas y el 20% de los individuos que tomaron solamente pequeñas cantidades de ellas en la forma de multivitaminas no presentaron una reducción del riesgo de la enfermedad.

Hecho

El perfil de las personas que toman vitamina C y vitamina E suele ser el de mujeres jóvenes, con mejor educación y mejor salud en general que las personas que no usan suplementos. Ahora debe hacerse un estudio para hacerle seguimiento a este grupo de personas para ver si algunas de ellas desarrollan la enfermedad de Alzheimer.

Los autores del estudio estaban muy entusiasmados con los resultados y afirmaron que el uso regular de la vitamina E en dosis de suplemento nutricional y especialmente en combinación con la vitamina C podría reducir el riesgo de desarrollar Alzheimer. Esto tiene sentido porque las vitaminas C y E son potentes nutrientes antiinflamatorios que inhiben los factores de interleuquina (inflamatoria) producidos en el cerebro.

Una de las drogas para el Alzheimer, Namenda, evita que el exceso de glutamato interfiera con el aprendizaje y la memoria. En un estudio realizado en Alemania en el 2000, se comprobó que tanto la vitamina E natural como la sintética eran más eficaces que el estrógeno para proteger las neuronas contra la muerte oxidativa causada por la placa beta-amiloidea, el peróxido de hidrógeno y el aminoácido excitatorio glutamato.

Nutrientes esenciales para el sistema nervioso

Durante mucho tiempo se ha asociado a las vitaminas B con la salud del sistema nervioso. Cuando hay deficiencia de estas vitaminas, se presentan varios síntomas como la fatiga, la ansiedad, la insensibilidad, el hormigueo y la depresión. Aunque los investigadores las estudien separadamente, las vitaminas B están juntas en el cuerpo. La vitamina K, los ácidos grasos omega 3 y el magnesio son también esenciales para el sistema nervioso.

Hecho

La idea de utilizar nutrientes para el cerebro es tan nueva que a veces se les llama "nootrópicos". La palabra "nootrópicos" viene del griego "noos" o mente y "tropein" que significa "ir hacia". El término identifica los nutrientes que cruzan fácilmente la barrera entre la sangre y el cerebro y aumentan el flujo sanguíneo y la función neurotransmisora y ayudan a la salud de ojos y oídos.

Un estudio publicado en el *Brain Research Bulletin* en 2003 informó que la vitamina B_6 podía actuar como antídoto para la toxicidad del aluminio en las células nerviosas del hipocampo de las ratas. Los investigadores consideraron que la toxicidad del aluminio reproducía la característica principal de la enfermedad de Alzheimer, es decir, la pérdida de la transmisión sináptica. Dijeron que la vitamina B_6 podría ser considerada como un potente antídoto contra la toxicidad del aluminio y los desórdenes neurodegenerativos como la enfermedad de Alzheimer.

La vitamina B_6 ayuda a regular las funciones mentales y del estado de ánimo. La investigación demuestra que las personas con Alzheimer tienen bajos niveles de dicha vitamina. Actualmente se adelantan estudios para determinar los efectos de la administración a largo plazo de un suplemento de vitamina B_6 para evitar la progresión y el desarrollo del Alzheimer.

La vitamina B_{12} y el folato

Un estudio de tres años realizado en el Instituto Karolinska de Estocolmo, Suecia, y publicado en *Neurology* en 2001, les hizo seguimiento a 370 personas mayores de setenta y cinco años sin signos de demencia. Durante el período de estudio, los investigadores midieron los niveles sanguíneos de vitamina B_{12} y ácido fólico de los participantes y los compararon con los rangos normales. Los resultados demostraron que los pacientes con niveles de vitamina B_{12} y ácido fólico por debajo de lo normal tenían el doble del riesgo de desarrollar Alzheimer que aquellos con niveles normales.

Los investigadores plantearon que las deficiencias de vitamina B_{12} y ácido fólico afectan la enfermedad de Alzheimer al influir sobre los neurotransmisores o los niveles del aminoácido neurotóxico, homocisteína, en el cuerpo. La deficiencia tanto de vitamina B_{12} como de ácido fólico pueden aumentar los niveles de homocisteína. Los investigadores también admitieron que desde hace treinta años se han observado bajos niveles de B_{12} y ácido fólico en los ancianos.

La deficiencia de vitamina B_{12} se asocia con el deterioro de la función mental así como con un riesgo aumentado de Alzheimer. En un estudio de 1994, se encontró que la presencia de Alzheimer hereditario se relacionaba con un bajo nivel sérico de vitamina B_{12}, en comparación con el de otros miembros de la familia no afectados por la enfermedad. La conclusión fue que se requería investigación adicional para determinar si los suplementos eran efectivos en la personas que ya tenían Alzheimer o si se trataba principalmente de un nutriente preventivo.

Hecho

La vitamina B_{12} se encuentra naturalmente en los alimentos de origen animal como el pescado, la leche y los productos lácteos, los huevos, la carne y las aves. El ácido fólico, conocido también como folato o vitamina B_9, se halla en todas las verduras de hoja verde como la espinaca y las hojas de nabo, los fríjoles y las arvejas secas, los cereales fortificados y productos derivados de los granos y algunas frutas.

El magnesio y el Alzheimer

Un famoso investigador del magnesio, el Dr. Jean Durlach, publicó el artículo "El agotamiento del magnesio y la patogénesis de la enfermedad de Alzheimer" en la revista *Magnesium Research*. La investigación de Durlach demuestra que el agotamiento del magnesio, especialmente en el hipocampo, parece ser un factor importante en el desarrollo de la enfermedad de Alzheimer.

También informó que el nivel bajo de magnesio está asociado con altos niveles de incorporación de aluminio a las células nerviosas del cerebro.

Un estudio del 2002 publicado en el *Brain Research Bulletin* halló que un compuesto del magnesio, el D-aspartato de magnesio, evitaba los depósitos de aluminio en la corteza cerebral de las ratas. Los investigadores concluyeron que el magnesio protegía las cortezas cerebrales de las ratas de la acumulación de aluminio y sugirieron que este tratamiento puede ser útil para evitar la toxicidad del aluminio en el cerebro.

Tratamiento natural anticolinesterasa

En 1995 se hicieron estudios preliminares de un extracto herbal chino conocido como huperzina A, un alcaloide hallado en la hierba china *Huperzia serrata*, para observar sus efectos como inhibidor de la colinesterasa. Demostró ser aún más fuerte que el Cognex, la primera droga anticolinesterasa, y tener pocos o ningún efecto secundario.

En un estudio múltiple, prospectivo, doble ciego, paralelo, controlado con placebo en el que participaron 103 pacientes, el 58% que tomaba huperzina A mejoró en cuanto a sus funciones cognitivas, de memoria y de comportamiento, sin efecto secundario alguno.

El pescado: alimento para el cerebro

Todos crecimos oyendo decir que el pescado alimenta el cerebro. Lo que sabemos hoy es que son los ácidos grasos omega 3 hallados en ciertos pescados de agua dulce los que tienen el potencial de ayudar al cerebro. De hecho, son tan potentes que pueden reducir el riesgo de Alzheimer. En un estudio realizado en el 2003 por el Centro Médico Rush-Presbyterian-St. Luke en Chicago, se le preguntó a un grupo de personas mayores de sesenta y cinco años acerca de su dieta alimentaria. Los investigadores hallaron que las personas que comían pescado al menos una vez a la semana tenían un riesgo 60% menor de desarrollar Alzheimer que los que rara vez comían pescado.

Información esencial

Las mejores fuentes de ácidos grasos omega 3 son las sardinas, el salmón (especialmente el silvestre), el bacalao, la macarela, los arenques y el atún. Entre las fuentes distintas al pescado se hallan las semillas molidas y el aceite de linaza, la soya, las espinacas, las hojas de mostaza, el aceite de germen de trigo y las nueces inglesas.

Cada célula nerviosa del cerebro está rodeada por una membrana celular protectora sobre la cual se hallan los receptores de muchos neurotransmisores. Dicha membrana está compuesta esencialmente por diferentes tipos de lípidos, entre ellos la fosfatidilcolina (FC), también llamada lecitina; la fosfatidilserina (FS), y la fosfatidiletanolamina (FE). La membrana celular también contiene colesterol.

La función de las células nerviosas y los neurotransmisores depende en alto grado de la calidad de las grasas que componen la membrana celular, la cual a su vez depende en alto grado del tipo de grasas y aceites presentes en la dieta. La composición de la membrana celular está siempre en estado de transición y es influenciada por la dieta, el estrés y el sistema inmune.

Los lípidos cerebrales

En 1991, los investigadores del Instituto Karolinska determinaron que la cantidad de ácidos grasos poliinsaturados saludables y benéficos presentes en el cerebro disminuye con la edad en los pacientes con Alzheimer. Los ácidos grasos poliinsaturados, tales como el DHA y el ácido araquidónico que normalmente se encuentran en el cerebro, habían sido reemplazados por ácidos grasos monoinsaturados y saturados.

Hecho

El lípido cerebral fosfatidilserina ha sido evaluado durante décadas mediante estudios doble ciego realizados en Italia, Bélgica, Alemania y los Estados Unidos. Los resultados de estos estudios muestran que la fosfatidilserina ayuda a mejorar la memoria, el aprendizaje, la concentración y la selección de palabras, así como el estado de ánimo y la capacidad para manejar el estrés. La fosfatidilserina es bien tolerada, tiene pocos efectos secundarios y es compatible con muchas drogas recetadas.

Los investigadores piensan que las células cerebrales de los pacientes con Alzheimer son incapaces de fabricar los ácidos grasos apropiados para sus membranas a partir de las grasas monoinsaturadas y saturadas presentes en la dieta. Concluyeron que "la disminución sustancial de ácidos grasos poliinsaturados puede tener serias consecuencias para la función celular. Esto podría obstaculizar la producción de metabolitos activos importantes, tales como las prostaglandinas y leucotrinas, las cuales a su vez, podrían ocasionar los cambios observados en la enfermedad de Alzheimer".

En un estudio reciente realizado en la Universidad de Kentucky, se observó una disminución similar del ácido araquidónico y del DHA. Los investigadores llegaron a la conclusión que el daño oxidativo que padecen los ácidos grasos reduce la cantidad de ácidos grasos poliinsaturados de cadena larga en el cerebro.

Los ácidos grasos omega 3 y la depresión

Muchos estudios han demostrado que los ácidos grasos omega 3 ayudan a equilibrar los niveles de colesterol y triglicéridos y a promover la salud cardiaca y vascular, con el fin de prevenir la enfermedad coronaria y los derrames.

En cuanto a la función cerebral, sin embargo, un estudio reciente demuestra que los ácidos grasos omega 3 pueden desempeñar un papel en subir el ánimo en casos de depresión. Los estudios iniciales mostraron que las personas diagnosticadas con depresión parecen tener niveles más bajos de ácidos grasos omega 3 que las personas sin depresión.

¡Alerta!

Es necesario que consulte con un médico experto en nutrición antes de tomar omega 3 con otros suplementos dietéticos. Los ácidos grasos omega 3, así como el ginkgo biloba, el ajo y el sabal o palma de la Florida son leves adelgazantes de la sangre y debe evitarse su consumo si se toman anticoagulantes. El omega 3 puede bajar la presión arterial, por lo tanto si toma antihipertensivos, usted debe informarle a su médico antes de empezar a tomarlo.

En un estudio reciente publicado en la revista *European Neuropsychopharmacology*, un pequeño grupo de treinta y dos pacientes con depresión recibió un placebo o un suplemento compuesto de 440 miligramos de ácido eicosapentaenoico y 220 miligramos de ácido docosahexaenoico (componentes del ácido graso omega 3) además de sus medicamentos antidepresivos recetados.

Los pacientes que tomaron el suplemento presentaron mejorías significativas en comparación con los que tomaron el placebo.

Otra forma como los ácidos grasos omega 3 trabajan en el cerebro se debe a su capacidad para suprimir la inflamación. De hecho, actúan también para disminuir el dolor asociado a la artritis reumatoidea.

Las hierbas y la enfermedad de Alzheimer

A menudo hemos oído decir que las drogas de la época moderna provienen originalmente de las plantas. Por ejemplo, la aspirina viene de la corteza del sauce blanco. A lo largo de los siglos, las personas usaron esa corteza del sauce blanco para aliviar el dolor y la inflamación.

Durante el último siglo, pudimos analizar la corteza del sauce blanco y, mediante pruebas de laboratorio, descubrir su ingrediente más activo, el ácido salicílico, que tiene efectos analgésicos y antiinflamatorios. Con esta información pudimos analizar la estructura química del ácido salicílico y fabricarlo sintéticamente a partir del petróleo.

Información esencial

La aspirina puede tener graves efectos secundarios, generalmente relacionados con la cantidad que se ingiera. Tome la dosis efectiva más baja para minimizar los efectos secundarios. Puede causar zumbido en los oídos, brotes, insuficiencia renal, mareo, úlceras y ardor estomacal, dolor, calambres, náusea, gastritis y sangrado gastrointestinal, así como toxicidad hepática. Las únicas señales de sangrado interno pueden ser deposiciones negras, debilidad y mareo al estar de pie.

Es un milagro moderno pero con él vienen los efectos secundarios. Algunos especialistas en hierbas creen que si se usa la planta entera, los demás componentes de la planta contrarrestarían los efectos secundarios.

Aunque se usa para la inflamación, la corteza de sauce blanco no se usa para la inflamación del Alzheimer. Los investigadores de la Universidad de California han estudiado una hierba especial, llamada curcumina, utilizada para hacer platos con curry. Encontraron que tanto en dosis altas como bajas, la curcumina era capaz de reducir los factores inmunes inflamatorios secretados por las células microglias.

El ginkgo biloba

Se dice que el ginkgo biloba es la especie sobreviviente más antigua de árbol sobre la Tierra, que data de hace 200 millones de años. Sus hojas han sido utilizadas por miles de años para hacer tés herbales para los problemas pulmonares y para mejorar la circulación, la digestión y la memoria.

Actualmente el extracto de ginkgo biloba es una de las hierbas más usadas en Europa y, en menor grado, en los Estados Unidos. En Europa, ha sido aprobado oficialmente por la Comisión E Alemana, que ha estudiado rigurosamente más de 200 hierbas con respecto a su seguridad y sus funciones. En Alemania, el ginkgo biloba puede utilizarse para la pérdida de la memoria, el zumbido en los oídos, el vértigo y los desórdenes circulatorios. Varios estudios demuestran que el ginkgo biloba tiene efectos benéficos sobre las demencias, la mala memoria y la mala concentración, así como sobre ciertos problemas cardiovasculares y circulatorios.

Hay más de cuarenta componentes químicos del ginkgo biloba, pero los principales relacionados con los beneficios para la salud son los flavonoides. Los flavonoides son antioxidantes que eliminan los radicales libres del cuerpo.

Estudios sobre el ginkgo biloba

Un popular extracto del ginkgo biloba fue ensayado en una prueba clínica controlada con placebo, realizada en los Estados Unidos en 1997, cuyos resultados fueron publicados en el *Journal of the American Medical Association*. Los participantes en el estudio que tenían Alzheimer o demencia multiinfarto recibieron 40 miligramos tres veces al día. El otro grupo sólo recibió el placebo.

¡Alerta!

Los químicos presentes en el ginkgo biloba que se relacionan con el adelgazamiento de la sangre se llaman terpenoides. Pueden constituir entre el 7 y el 13% del contenido total del frasco de ginkgo biloba que usted encuentra en la tienda. Por lo tanto, si usted toma anticoagulantes como warfarina o heparina, no debe tomar ginkgo biloba.

Cuando los investigadores midieron a los dos grupos de acuerdo con una escala de evaluación cognitiva, el 27% del grupo que tomó ginkgo biloba había mejorado por mínimo cuatro puntos, en comparación con el 14% de quienes habían tomado el placebo. Clínicamente, una mejoría de cuatro puntos equivale a una demora de seis meses en el avance de la enfermedad. El grupo que había tomado ginkgo biloba tenía el doble de pacientes con mejorías cognitivas y la mitad de pacientes cuyo funcionamiento social se había deteriorado. No se reportaron efectos secundarios.

Dipsacus Asper

En un estudio de 2003 publicado en la revista *Life Science,* se informa que una medicina herbal utilizada en China había sido estudiada para determinar sus efectos sobre la proteína beta-amiloidea. Un grupo de animales fue expuesto a una solución de aluminio en su agua potable durante noventa días. Se formaron dos grupos: a uno le dieron Dipsacus y al otro vitamina E. La fase de tratamiento duró cinco meses. En comparación con el grupo de animales que no recibió tratamiento, los grupos que recibieron Dipsacus y vitamina E no presentaron ningún deterioro en cuanto a su desempeño en las tareas evaluadas. Además, no se observó en el hipocampo ninguna acumulación de leucocitos que indicara una reacción inmune al aluminio, tal como la que se observó en los controles. También se observó que los efectos benéficos del extracto de Dipsacus Asper aumentaban con el tiempo mientras que los de la vitamina E no.

Capítulo 10

El ejercicio es la clave

Cuando los astronautas viajaron por primera vez al espacio, perdieron rápidamente su masa muscular e incluso la densidad ósea. También se aburrieron mucho. Los millones de dólares invertidos en la investigación del espacio habían ignorado los factores esenciales del ejercicio cerebral y corporal. Nosotros también tendemos a olvidar eso porque la mayoría de la gente no hace ejercicio ni se dedica a trabajos o juegos que presenten retos para el cerebro. Como ustedes verán, si queremos detener la epidemia de Alzheimer, todos tendremos que desarrollar el hábito del ejercicio.

Ejercite el cerebro

La memoria se desarrolla y se reafirma mediante la fortaleza de las conexiones entre las células nerviosas y la formación de moléculas de proteína que almacenan la memoria dentro de las células nerviosas. Cuando el recuerdo de una idea nueva se forma, por ejemplo un nombre o una dirección, miles de células nerviosas están involucradas en el proceso. Si usted no usa ese fragmento de memoria poco después, se desvanecerá. Pero si lo usa y reactiva la memoria muchas veces, refuerza las moléculas de proteína almacenada que integran la memoria. Leer estas palabras genera miles de reacciones electroquímicas en el cerebro. A menudo se compara el cerebro con un computador, pero la maleabilidad e interactividad del cerebro van mucho más allá que las de cualquier computador existente o remotamente posible.

Hecho

Los diseñadores de computadores constantemente intentan igualar la función y la capacidad el cerebro. En junio de 2000, IBM produjo un supercomputador llamado ASCI White, capaz de realizar 12,3 billones de operaciones por segundo. IBM dice que le faltan diez años para igualar el cerebro. Actualmente, el computador ASCI White ocupa 9.920 pies cuadrados de espacio y pesa 106 toneladas.

Debemos ejercitar el cerebro como si fuera un músculo. Todos hemos oído hablar del daño que causa jubilarse sin tener un plan de cómo ocupar el tiempo. Las historias son verdaderas y la ciencia las confirma. Todo trabajo es estimulante, inclusive el recorrido hacia la oficina, la interacción con los demás y los retos diarios. Cuando una persona se jubila y no le pone desafíos al cerebro y al cuerpo, sufrirá un deterioro físico e incluso mental.

Los estudios también han encontrado que cuanto más intelectualmente estimulante sea el trabajo, menos probabilidad habrá de desarrollar Alzheimer. Pero hasta hace algunos años hubo poca investigación acerca del efecto de las actividades de ocio y el riesgo de la enfermedad de Alzheimer.

Experimentos relativos al ejercicio mental

Un experimento llevado a cabo en 1993 con dos grupos de ratones demuestra la importancia de ejercitar el cerebro. El primer grupo fue colocado en una jaula vacía sin estimulación mental. Los ratones sólo comían, dormían o deambulaban por la jaula. El segundo grupo fue entrenado para recorrer laberintos complejos.

Después de unas semanas, se utilizó un microscopio de electrones para comparar las células nerviosas de los ratones entrenados con aquellas del grupo no entrenado. Se observó una diferencia notable entre los dos grupos. Los ratones del laberinto habían desarrollado dendritas nerviosas mucho más anchas y largas así como más sinapsis que los ratones pasivos.

Úselo o piérdalo

En la siguiente fase del estudio, pasaron al grupo del laberinto a un entorno de aislamiento solitario sin estimulación alguna. Al final de varias semanas, sus cerberos fueron examinados. Ya no tenían las dendritas ensanchadas ni las sinapsis aumentadas; éstas se habían encogido o desaparecido y sus cerebros no presentaban muestra del entrenamiento recibido. "Úselo o piérdalo" fue la conclusión de este estudio. En otro estudio, se necesitaron sólo cuatro días para que las dendritas y sinapsis florecieran y crecieran tras colocar juguetes en las jaulas de los animales de laboratorio.

Monjas mentalmente activas

Un estudio publicado en el *Journal of the American Medical Association* en 2002 causó gran revuelo cuando apareció. Los sujetos del estudio no eran ratones sino 800 monjas, sacerdotes y religiosos participantes en una investigación en curso llamada "Estudio de las Órdenes Religiosas". El tema del estudio era sencillo: ¿Puede mejorar la mente con estimulación mental? Los resultados fueron bastante asombrosos. Los investigadores informaron que al estimular la mente con tareas simples como leer, escuchar la radio, hacer sencillos juegos de memoria como cartas o damas chinas todos los días, podría ser posible prevenir la devastación del Alzheimer.

Información esencial

Las monjas, los sacerdotes y los hermanos pueden no ser sujetos ideales para una investigación sobre el Alzheimer porque sus hábitos de vida no necesariamente reflejan los de la población en general. Tienden a no fumar y no beber y probablemente comen una dieta balanceada. Es necesario considerar estos factores al analizar sus actividades mentales benéficas.

Los participantes en el grupo eran 800 monjas, sacerdotes y hermanos católicos mayores de sesenta y cinco años. Se les asignaron puntos a siete actividades diferentes, entre ellas las visitas a los museos, los juegos de mesa, la lectura de periódicos, revistas y libros, escuchar la radio y ver televisión. Se le asignó también un valor de uno a cinco al tiempo pasado en cada actividad.

Cuando se hizo una comparación con personas que habían participado muy poco, aquellos que habían realizado el mayor número de actividades estimulantes presentaban un riesgo de Alzheimer 47% menor. Los que participaron moderadamente tenían un riesgo 28% menor.

Cómo mantenerse mental y físicamente activo

Un estudio publicado en los *Proceedings of the National Academy of Sciences* (PNAS, por su sigla en inglés) en 2001 investigó los beneficios de mantenerse activo tanto mental como físicamente durante el tiempo de ocio para prevenir el Alzheimer. Se comparó un grupo de adultos entre los veinte y los sesenta años con personas más activas. Los investigadores tuvieron en cuenta todas las variables y aun así hallaron que el riesgo de desarrollar la enfermedad de Alzheimer era cuatro veces mayor en las personas inactivas que en las activas.

¡Alerta!

En ese estudio, se halló que la actividad principal de los pacientes de Alzheimer, en la que participaban con mayor frecuencia que los controles sanos, era ver televisión. Se podría entonces pensar que ver televisión es una actividad mucho más pasiva que leer un libro o jugar cartas y juegos de mesa.

En el estudio del PNAS, entre las actividades que producían menos estimulación cerebral y aumentaban el riesgo de Alzheimer se encontraban ver televisión, escuchar música, ir a clubes sociales, hablar por teléfono, visitar a los amigos e ir a servicios religiosos. Estas fueron comparadas con la lectura de libros, el estudio de una lengua extranjera y los viajes.

Se encontró que cualquier tipo de actividad estimulante era más benéfica que la falta de actividad. Sin embargo, cuanto más intelectual fuera la actividad, mejor era para fortalecer los músculos cerebrales. Mientras que las actividades en casa fueron las que se resaltaron en el estudio de las monjas, en este estudio se informó acerca de los beneficios de los viajes, de aprender una lengua extranjera, aprender a tocar un instrumento musical y participar en actividades sociales y comunitarias.

Se trata de participar activamente en la vida, de tener metas, de gozar y de interesarse por el entorno, por la otra gente y por usted mismo. Si es pensionado y antes había dedicado toda su atención a su trabajo, ahora puede dirigirse hacia la comunidad, los amigos y la familia para ver en qué contexto puede usar sus destrezas. Sentarse frente a la televisión no es la mejor forma de gozar su jubilación.

Hecho

ABC TV realizó un informe sobre el estudio del PNAS con el atrayente título "¡Cuidado, teleadictos!"en el que se citaba al Dr. Robert Freidland, autor principal del estudio, quien había dicho que ver televisión podía ser incluso una causa del Alzheimer. ¡Cuidado, teleaudiencia! El Dr. Freidland dijo que quienes no ejercitaban la materia gris estaban en riesgo de perder la capacidad cerebral.

Antes de este estudio, los investigadores se preguntaban si un estilo de vida sedentario aumentaba el riesgo de Alzheimer o si simplemente era una medida de las primeras etapas de la enfermedad dado que la mayoría de los estudios observaban a las personas mayores. Al medir a los adultos jóvenes, sin embargo, este estudio pudo concluir que vale la pena ejercitar el cerebro durante la vida entera.

Estímulos para la mente

Si ver televisión no le da a su mente la estimulación necesaria, aquí le sugerimos otras formas de ejercitar el cerebro:
- Emprenda un nuevo pasatiempo, por ejemplo la pintura o la jardinería.
- Estimule su cerebro con crucigramas, sopas de letras o libros.
- Si es apropiado y tiene quien le ayude, compre una mascota.
- Lleve un diario. Escríbalo todo, cree rutinas y use notas adhesivas para ayudarse a mantenerse enfocado.
- Relájese y libérese del estrés para quitarle presión a su mente y a su cuerpo.

Leer a los ancianos

El Dr. Robert Griffith, quien publica maravillosos artículos en el sitio Salud y Edad (www.healthandage.com), nos recuerda la importancia de que los ancianos lean y de leerles a los ancianos. Allí habla de la labor de la escritora Carolyn Banks.

Cuando la señora Banks trabajaba en un centro de cuidado diurno en Texas, se desesperaba tratando de encontrar actividades para sus pacientes ancianos, entre ellos personas con Alzheimer. Este no era un centro de cuidado diurno donde la gente participaba en juegos e interactuaba con los demás. Se trataba de un centro donde se atendía a un grupo de personas que no podían permanecer solas mientras sus cuidadores iban a trabajar.

La señora Banks observó la forma como los otros trabajadores del centro enfrentaban el reto de mantener a los pacientes interesados en la vida. Vio que muchos les leían a los pacientes pero generalmente eran libros infantiles con muchas imágenes y una trama bastante fragmentaria.

Hecho

Dos psicólogos de la Universidad Case Western Reserve descubrieron que los pacientes con Alzheimer y demencia pueden ver y leer mejor, si el tipo de letra es grande y el contraste es fuerte. En 1999, iniciaron un estudio de cinco años que costó 2,8 millones de dólares llamado "Intervenciones visuales para mejorar la cognición en el caso de Alzheimer". Así como los audífonos ayudan a la audición, esta investigación desarrolla formas para que los pacientes con Alzheimer puedan mejorar su percepción visual y motora.

Esto llevó a la señora Banks a buscar material de lectura más apropiado para su audiencia especial. No tardó en darse cuenta de que la lectura tenía un efecto tranquilizante e incluso que hacía hablar a quienes hasta el momento habían permanecido mudos.

La siguiente tarea que se impuso la señora Banks fue crear una antología de cuentos para la población anciana del centro de atención. Puso avisos pidiendo cuentos para ancianos pero le llegaron demasiados que hablaban de la muerte. Puso otro aviso que, según el Dr. Griffith, pedía "... cuentos evocadores con mucha descripción y poco diálogo. ¡Lo que se necesitaba era el exceso, la sensiblería y el sentimentalismo, precisamente los elementos que un escritor en formación debería evitar!".

Cuando sometió a prueba los cuentos leyéndoselos a los ancianos, se dio cuenta de que aquellos sobre animales suscitaban la mayor reacción. Ya sabía que la voz del lector era importante y también que su público recibía muy bien el entusiasmo involucrado al llegar al emocionante final del cuento.

La señora Banks resume su experiencia y lo que aprendió de ella: "Que a uno le lean puede ser tan agradable como una caricia, así quienes escuchan hayan sido lectores antes o no, así las palabras tengan sentido para ellos o no". El Dr. Griffith concluye: "A una edad avanzada, ser tocado de alguna manera es, a veces, el punto culminante del día".

Hecho

El Dr. Patrick Byrd, en su columna "Manteniéndose en forma" para la Universidad de la Florida, afirma que dado que el Alzheimer no afecta inicialmente las funciones motoras, el equilibrio o la coordinación, las personas pueden obtener muchos beneficios fisiológicos y psicológicos si hacen ejercicio. Agrega que hay alguna evidencia de que el ejercicio puede mejorar la capacidad de los pacientes de Alzheimer para comunicarse.

Ejercite su cuerpo y su estado de ánimo

Según David Rakel, autor de libro *Integrative Medicine* publicado en 2002, más de 10.000 pruebas han examinado la relación entre el ejercicio y el estado de ánimo y han demostrado que el ejercicio puede ser tan efectivo como la psicoterapia para tratar la depresión.

El ejercicio estimula la circulación y aumenta el flujo de sangre a todas las partes del cuerpo y del cerebro, llevando oxígeno extra, glucosa y nutrientes. El ejercicio mejora la autoestima y la confianza, esto lo hace erguirse más y mirar al mundo de frente. En estudios realizados en animales, el ejercicio ayuda a aumentar los factores de crecimiento saludables en el centro de la memoria del cerebro.

No importa qué tipo de ejercicio escoja. Puede caminar, trotar, nadar, levantar pesas, hacer yoga o tai chi, todos funcionan. Puede empezar sentándose en una silla a hacer estiramientos, eso ayuda. Después puede levantar pesas de dos libras y a flexionar los brazos y después pasar a las de cinco libras. Para las caderas y piernas, sólo comience a sentarse y pararse de una silla unas diez veces. Lenta pero seguramente, usted podrá fortalecer esos músculos débiles que piden ejercicio a gritos.

Cómo hacer que el ejercicio funcione

Todo el mundo sabe que el ejercicio es bueno para los ancianos. Varios estudios realizados en hogares geriátricos han comprobado que los programas de ejercicio dirigidos por profesionales han mejorado el funcionamiento hasta de los participantes más débiles. Un estudio del 2003 publicado en el *Journal of the American Medical Association* (JAMA, por su sigla en inglés) fue el primero en demostrar la forma de implementar un programa factible en la casa.

Información esencial

El Dr. Byrd les recomienda a las personas con Alzheimer que se vuelvan activas en todo tipo de ejercicio, por ejemplo los bolos, el ciclismo, la danza, el golf, las caminatas, el patinaje, el esquí, la natación, el tenis y el levantamiento de pesas. Advierte, no obstante, que puede requerirse supervisión aunque sólo haya demencia leve.

Los entrenadores profesionales en salud que participaron en este estudio impartieron doce horas de educación sobre el Alzheimer y dieron entrenamiento en supervisión del ejercicio para los cuidadores. Una vez que habían adquirido las herramientas, los cuidadores diseñaron un programa diario de ejercicio para sus pacientes. Con el apoyo y la ayuda necesarios, los pacientes con Alzheimer moderado a severo mejoraron su salud emocional y física y compartieron una interacción positiva con sus cuidadores.

Un programa como el descrito en JAMA puede ayudar a mejorar la calidad de vida, crear una mayor independencia y mantener saludables durante más tiempo a las personas con Alzheimer. El cuidador también se beneficia porque aprende más acerca de la enfermedad y porque también se ejercita y se mantiene sano. Lo que comenzó como un estudio para ayudarle a la gente a enfrentar y manejar la enfermedad se convirtió en un informe sobre la forma como el ejercicio podría efectivamente mejorar los síntomas.

La Asociación de Alzheimer financió el estudio porque los cuidadores le habían informado repetidamente que el ejercicio básico tenía efectos dramáticos en las personas con Alzheimer, evitando los comportamientos beligerantes, aumentando la independencia e incluso demorando el traslado a una institución. Con este estudio, lo que había sido una observación al comienzo se convirtió en un hecho científico que debería tener un impacto en toda la comunidad de Alzheimer.

El estudio de JAMA es importante por muchas razones, pero hay una cosa particular que se puede aprender de este estudio: la importancia de los cuidadores dentro de la comunidad de Alzheimer. Al comunicarle sus preocupaciones, necesidades y observaciones a la Asociación de Alzheimer, hicieron referencia a un aspecto del cuidado de los pacientes que no puede solucionarse con una píldora.

Un portavoz de la Asociación de Alzheimer dijo: "Los resultados de una prueba clínica bien hecha proporcionan evidencia sólida del valor de las intervenciones no farmacéuticas y nos señalan caminos para la investigación permanente basada en la evidencia de enfoques terapéuticos similares".

Detalles del estudio de JAMA

El estudio incluyó a 153 parejas de paciente y cuidador asignados al azar a uno de dos grupos. En un grupo se utilizó un programa que combinaba el ejercicio con el entrenamiento del cuidador, conocido como reducción de la Discapacidad en la Enfermedad de Alzheimer (RDAD, por su sigla en inglés). El segundo grupo o grupo de control tenía el cuidado médico de rutina (RMC, por su sigla en inglés). El programa RDAD se realizó durante un período de tres meses en los hogares de los pacientes con Alzheimer, quienes oscilaban entre los cincuenta y cinco y los noventa y tres años; los cuidadores se hallaban entre los veintinueve y los noventa y un años.

¡Alerta!

Antes de que los cuidadores inicien un programa de ejercicio, es necesario que hagan examinar al paciente para detectar enfermedad coronaria o cualquier contraindicación para ciertas actividades físicas. Este es un consejo sensato para cualquier persona mayor que vaya a comenzar un nuevo programa de ejercicio, pero es especialmente importante para las personas con Alzheimer dado que los derrames y las enfermedades coronarias son factores de riesgo en sí mismos.

Los entrenadores físicos fueron a las casas de los participantes y enseñaron ejercicios aeróbicos y actividades de resistencia, así como de equilibrio, fuerza y flexibilidad. Les enseñaron a los cuidadores la forma de hacer el programa fácil de realizar y divertido y les ayudaron a programar los treinta minutos diarios de ejercicio dentro de la rutina cotidiana. También los entrenaron en técnicas de modificación del comportamiento para la motivación y en cómo manejar los conflictos que podrían surgir a tratar de implementar el programa de ejercicio. Los cuidadores recibieron también capacitación adicional acerca del Alzheimer y sus efectos y sobre la forma de enfrentar los comportamientos retadores.

Resultados del estudio de JAMA

Después de tres meses, los grupos de ejercicio hacían un mínimo de sesenta minutos semanales de ejercicio. El resultado fue que las personas con Alzheimer que participaron en el programa de ejercicio en casa tenían niveles de actividad física diaria mayores, experimentaban menos depresión y presentaban un mejor estado de salud y funcionalidad que quienes habían recibido el cuidado de rutina sin ejercicio.

Aún más sorprendente fue el hecho de que entre los pacientes de Alzheimer que hacían ejercicio hubo una menor tasa de traslado a hogares geriátricos debido a problemas de comportamiento. El traslado a una institución es un gran problema para aquellos cuidadores que desean mantener a los seres queridos en casa. Este hecho también ayuda a la economía porque el cuidado en casa suele ser una alternativa menos costosa que el hogar geriátrico, tanto para la familia como para el sistema de salud. Los beneficios del programa de salud aún persistían después de dos años.

Un estudio canadiense sobre el ejercicio y el Alzheimer

En un estudio publicado en el *American Journal of Epidemiology* en 2002, investigadores canadienses abordaron el tema del ejercicio y el Alzheimer. Le hicieron seguimiento a una población de 4.600 hombres y mujeres mayores de sesenta y cinco años para ver cuántos de ellos desarrollarían la enfermedad durante el período de cinco años que duró el estudio. Ninguno de los participantes tenía signos o síntomas de Alzheimer al comenzar el estudio.

Se obtuvo la información a través de cuestionarios detallados acerca del estilo de vida en los que les preguntaban sobre sus hábitos de consumo de cigarrillo, la dieta, el ejercicio y el alcohol. Al final del período de cinco años, se habían diagnosticado 194 nuevos casos de Alzheimer. En ese momento recolectaron información estadística para comparar a quienes habían sucumbido a la enfermedad con los que seguían sanos. Encontraron que aquellos que no habían desarrollado la enfermedad de Alzheimer tenían los siguientes comportamientos:

- Actividad física regular
- Uso de antiinflamatorios no esteroides

- Consumo regular de vino
- Consumo regular de café

Resultó ser que la participación en actividades físicas con regularidad era el factor que más contribuía a reducir el riesgo del Alzheimer, como en un 30%.

Hecho

"Si yo tuviera un medicamento que proporcionara los mismos beneficios que el ejercicio, sería un hombre rico", afirmó el Dr. Michael Gaziano, director del Massachusetts Veterans Epidemiology Research and Information Center. El ejercicio ayuda a controlar el peso, fortalece los músculos y el corazón, disminuye la tensión, aumenta la densidad ósea, controla la diabetes, mejora el sueño, aumenta la energía, disminuye el dolor lumbar, mejora la postura y hace que la gente se vea y se sienta más joven.

Si se pudiera embotellar el ejercicio...

Los investigadores están dedicados a descubrir específicamente qué hace el ejercicio para causar esos resultados. Talvez quisieran embotellarlo; y si pudieran, se vendería como pan caliente. Mientras tanto, afirman que los resultados son "intrigantes" y "ameritan mayor investigación".

No hay motivo alguno para esperar a que se hagan más estudios antes de empezar a hacer ejercicio. Las directrices federales de los Estados Unidos con respecto al ejercicio señalan que hacer al menos treinta minutos de ejercicio diario casi todos los días de la semana ayuda a prevenir las enfermedades coronarias, la osteoporosis, la diabetes, la obesidad y ahora tal vez el Alzheimer.

Cómo funciona la modificación del comportamiento

Todos conocemos el dicho: "Se puede llevar un caballo al agua, pero no obligarlo a beber". Ahí es donde funciona la zanahoria. Según el diccionario, la modificación del comportamiento es un intento por cambiar el comportamiento de una persona recompensando las respuestas nuevas y deseables y haciendo aparecer las indeseables como menos atractivas. También se trata de ser amable para que la otra persona responda también con amabilidad.

En una situación en la que usted quiere que su ser querido enfermo de Alzheimer participe en una actividad como el ejercicio pero sabe que la persona no quiere y se resiste, puede utilizar la modificación del comportamiento. Aunque los dos sepan que el ejercicio es benéfico, a menudo se termina en una guerra con algo de gritería. Ese tipo de "práctica" se denomina refuerzo negativo porque usted coloca la actividad del ejercicio en el centro de una zona de guerra. Cada vez que se menciona el ejercicio, surge la idea de una pelea y una batalla de voluntades.

En primer lugar, es necesario reversar ese patrón de refuerzo negativo que se ha establecido. Lograrlo puede ser difícil al comienzo pues toca ignorarlo por completo. Ignore el hecho de que no se está haciendo ejercicio y ni lo mencione durante varios días o incluso semanas.

Información esencial

El WatchMinder (www.watchminder.com) es un reloj de pulsera que vibra para recordarles a las personas cuándo tomarse los medicamentos y cuándo hacer ejercicio. Les ayuda a los pacientes de Alzheimer a ser más independientes. También puede usarse como un estímulo para relajarse y respirar profundo. La modalidad de entrenamiento es útil para lograr cambios de comportamiento y autorrevisión.

Mientras ignora el comportamiento indeseado, usted debe estar preparado para reforzar cualquier comportamiento positivo que se parezca, aunque remotamente, al ejercicio. La recompensa puede ser un beso, una palabra de elogio o un abrazo. Y si su paciente quiere más recompensa, entonces tendrá que adoptar el comportamiento que se está reforzando. En realidad, las personas desean una recompensa más grande, quizá un masaje.

Cualquier movimiento extra del cuerpo puede tomarse como ejercicio. Refuerce el comportamiento positivo del paciente cuando recoja algo del piso, así usted lo haya puesto allí. El solo hecho de levantarse cada mañana, vestirse, recoger o cargar cosas es ejercicio. Hasta poner los platos en el lavaplatos cuenta. Puede parecer mucho trabajo, pero tomarse el tiempo para reforzar todos los comportamientos positivos, no sólo el ejercicio, contribuirá a la salud y al estado de ánimo de todos.

Después, coloque pesas de mano en sitios accesibles y cuando el paciente las coja, refuerce ese comportamiento. En poco tiempo, las dos personas saldrán a caminar, haciendo estiramientos y volviéndose saludables juntas.

Capítulo 11

Los cuidadores en el proceso de enfrentar y manejar el Alzheimer

C uando se trata del Alzheimer, todos tenemos que aprender a enfrentar y manejar la enfermedad. Si usted ha sido diagnosticado con Alzheimer, le habrán dicho que no existe una cura. Usted debe aprender a manejar esa realidad y hacer las paces con ella. Sus cuidadores también tienen que aprender a manejar la situación y brindarle apoyo y cuidado, aprendiendo a ponerse en su lugar.

El papel del cuidador

Es fascinante observar cómo un comportamiento social como el cuidado de los enfermos es estudiado tan ampliamente hoy debido a la proliferación de enfermedades crónicas como el Alzheimer, el cáncer y las enfermedades coronarias. Esto tiene que ver con la forma como ha evolucionado la sociedad. Hace cien años, las personas con enfermedades crónicas eran cuidadas en la casa por una gran familia extendida. Era la época en que abuelos y nietos vivían bajo un mismo techo y todos ayudaban con las tareas.

También es cierto que había menos enfermedades crónicas y menos gente mayor porque tal vez no vivían tanto. Todo eso ha cambiado y hoy tenemos que hacer los cambios necesarios socialmente para adaptarnos a la vejez, a las enfermedades crónicas y a familias nucleares reducidas.

El estatus del cuidador no es tan valorado como debiera serlo, pero poco a poco se va reconociendo. Se ha observado que dedicarse al cuidado de los enfermos es una respuesta a una profunda necesidad de nuestra sociedad y es algo que se hace a un enorme costo emocional, físico, mental y económico para el cuidador. También se ha reconocido que se puede aprender a ser buenos cuidadores y que esto les permite llevar a cabo su tarea con las herramientas apropiadas y el apoyo necesario. Es posible que su comunidad ofrezca cursos de este tipo.

El don de cuidar

Las grandes vocaciones en el mundo, la Iglesia, la medicina y la enfermería, se enfocan en ayudar a la gente. Lo mismo sucede con el papel del cuidador.

Y lo que muchos descubren es que al cuidar y ayudar a otros, se alimenta la propia alma. Darles a otros el regalo del cuidado le permite al cuidador cosechar muchas recompensas intangibles.

Muchos cuidadores dicen que se sienten honrados de participar en la intimidad de la vida de otra persona. Las destrezas que se aprenden en el proceso de cuidar a alguien con Alzheimer son invaluables para enfrentar cualquier reto que presente la vida.

El don de recibir

A menudo escuchamos historias de líderes comunitarios que habían dedicado años enteros de su vida al servicio y que de golpe sucumben ante la enfermedad. Un ejemplo es el reverendo John Green, un ministro bautista, quien trabajó incansablemente durante treinta y cuatro años. En un artículo de Stacey Burling publicado en el *Philadelphia Inquirer*, titulado "Trabajando con el Alzheimer", el reverendo Green hablaba de su "pequeña broma" con los miembros de la parroquia. Durante el último año antes de su jubilación cuando se detenía a saludar solía preguntarle a la gente "¿Y su nombre es...?".

Ellos nunca se dieron cuenta de que él tenía un problema aunque a veces repetía la misma oración dos veces y no se acordaba de sus nombres. Ahora sus feligreses le devuelven lo que él les dio y lo ayudan a él y a su esposa en las dificultades que vendrán. Todos damos y todos recibimos.

Cómo ser un buen comunicador

Si usted asume el rol de cuidador, puede tomar un curso especial o simplemente depender de su sentido común y su amor para lograrlo. Pero debe saber que existe un fuerte sistema y una gran red de apoyo a los que puede recurrir: grupos de apoyo, libros, artículos, apoyo en línea y mucho más.

Comunicarse con los pacientes de Alzheimer significa que usted debe lograr que ellos se enfoquen en usted. Líbrese de las distracciones para comenzar; a menudo pasamos el día con el radio o la televisión encendidos y no nos molesta, pero para la persona con Alzheimer eso puede causar demasiada distracción cuando alguien les habla.

No hable desde el otro extremo de la habitación; acérquese lo suficiente para hacer contacto visual y mantener su atención. No dé largas explicaciones de lo que quiere hacer ya que es posible que olviden lo primero que usted dijo antes que termine.

Simplemente enuncie lo que quiere: "Vamos a caminar", "Cepillémonos el pelo". Use frases que soliciten acuerdo, en vez de ofrecer alternativas que puedan ser confusas. No adopte un tono de regaño cuando les pida que no hagan algo. No debe hablar en tono condescendiente; hable clara y lentamente, con muchas repeticiones.

Herramientas de comunicación: lo que se debe hacer

Hay un sitio en Internet, Health and Age (Salud y Edad) (www.healthandage.com) que publica artículos maravillosos con miles de consejos útiles sobre los diferentes aspectos del cuidado de alguien con Alzheimer. Un artículo especialmente útil para el primer paso de la comunicación es el del Dr. Robert Griffith, "Cómo hablarle a alguien con Alzheimer", que es una versión modificada de una publicación de la Asociación de Alzheimer.

A continuación se enumeran algunas herramientas que puede aplicar en su relación con un paciente con Alzheimer para lograr que su comunicación sea significativa. El Dr. Griffith dice que hablarle a alguien con Alzheimer exige tiempo y paciencia, pero que todo se reduce a saber escuchar. El Dr. Griffith recomienda lo siguiente:

- Acérquese a la persona de frente, haga contacto visual y diga su nombre si la persona no lo ha reconocido.
- Hable despacio y con calma y mantenga una expresión facial amable.
- Use palabras cortas, sencillas y familiares.
- Demuestre que escucha y trate de entender lo que le dicen.
- Tenga cuidado de no interrumpir; no critique ni discuta.
- Haga una pregunta a la vez y dé tiempo para la respuesta.
- Haga sugerencias positivas, por ejemplo "Salgamos al jardín"; en vez de negativas, por ejemplo "No entres allá".
- Identifique a los demás por su nombre en vez de usar pronombres (él, ella).
- Haga sugerencias cuando a la persona se le dificulta escoger entre opciones.
- Cree empatía, tenga paciencia y comprensión. Toque o abrace a la persona, si eso ayuda.

Herramientas de comunicación: lo que no se debe hacer

Si su paciente de Alzheimer está atrapado en un remolino de recuerdos del pasado, no haga preguntas que quizá no le pueda contestar. Más bien, elogie y apoye lo que sea que la persona haya hecho en la vida. Las siguientes son cosas que no se deben hacer:

- No hable de la persona como si no estuviera ahí.
- En lo posible, no contradiga ni corrija a la persona.
- No trate a la persona como si fuera un niño; trátela como a un adulto.

Cómo continuar con la conversación

El Dr. Griffith hizo una actualización de su trabajo anterior acerca de la forma de hablarle a alguien con Alzheimer, dando más consejos para los casos más serios o difíciles:

- Tómese su tiempo y busque una respuesta para lo que dice. Un problema de audición puede hacer todavía más difícil que la persona se comunique.
- Cuando la persona conteste, demuestre escuchar y trate de comprender.
- Dele mucho apoyo y tranquilidad a la persona; puede ser útil tocarla o abrazarla.

- Dele tiempo para responder; no interrumpa, discuta o critique. Recuerde que usted nunca ganará una discusión con una persona que tiene Alzheimer.
- Si la persona parece no encontrar las palabras apropiadas, usted puede ofrecer una sugerencia, pero actúe como si tuviera todo el tiempo del mundo.
- Si no está seguro de haber entendido bien lo que se dijo, repítalo y pregunte si eso es correcto.
- Trate de comprender los sentimientos y las emociones que pueden estar ocultos detrás de las palabras de la persona. Pregúntele si se siente enfadada o frustrada con respecto a una situación en especial.
- Permítale las digresiones (recuerdos, volver sobre lo ya dicho, las repeticiones). No obstante, estimúlela amablemente para ayudarle a encarrilarse de nuevo.
- Escoja un lugar y un momento tranquilos para su conversación de manera que ambas personas estén libres de interrupciones y distracciones.
- Sea consciente de que la persona usará gestos si no halla las palabras para hablar.

La comunicación con las visitas

La comunicación no verbal como el dar la mano es un comportamiento tan aprendido que el paciente con Alzheimer puede participar en ella; así no recuerde los nombres de las personas que vienen de visita, pueden asentir con la cabeza y darles la mano. Una sonrisa y un"Hola, qué tal"con la mano extendida con frecuencia producen como respuesta un apretón de manos y un"Bien, gracias".

Cuando llega una visita, usted puede facilitar las cosas presentando a la visita por su nombre y proporcionando una pequeña descripción para que el paciente con Alzheimer pueda responder. Esto los incluirá en la conversación y aliviará la tensión y la angustia de no recordar el nombre de la visita.

Destrezas de comportamiento para el cuidador

Existe una serie de destrezas que pueden darse naturalmente en el cuidador o no. Pero sin importar dónde se empiece, usted puede aprender de otros que ya han pasado por lo mismo y definitivamente aprenderá también del paciente con Alzheimer. Examinemos esas destrezas que el cuidador debe tener.

Distanciamiento

Aprender a distanciarse significa no tomar las cosas personalmente y no reaccionar.

No piense que su paciente con Alzheimer lo irrespeta o está furioso con usted o que su irritabilidad va dirigida contra usted. Generalmente es la enfermedad la que habla.

La incomprensión, la frustración y la confusión les causan irritabilidad a muchos pacientes con Alzheimer; y la reacción humana común ante la frustración es culpar a otra persona, esa persona suele ser el cuidador. El saber que es la enfermedad la que habla le ayudará a distanciarse.

Dicho esto, es una realidad que hay personas malgeniadas en este mundo y la enfermedad de Alzheimer no va a cambiar eso, sino a empeorarlo. En caso que su paciente sea así, no queda más remedio que aprender a poner la otra mejilla.

Paciencia

Algunos pacientes de Alzheimer se vuelven sumisos y tienen muchas necesidades. Necesitan atención y ser tranquilizados constantemente. Este tipo de comportamiento puede ser muy frustrante y es cuando usted debe ser muy paciente.

La paciencia es fundamental en todos los aspectos del cuidado del Alzheimer. Su paciente hará todas las actividades muy lentamente y usted debe estar dispuesto a hacer las cosas lentamente también. Respirar hondo, contar despacio y leer poesía en voz alta son formas de desarrollar la paciencia y aprender a disminuir su ritmo normal de actividad. Particularmente, si usted tiene un trabajo de día y es cuidador en la noche, tiene que aprender a desconectarse del ritmo acelerado del trabajo para adoptar la modalidad de cuidador.

¡Alerta!

Es probable que los cuidadores de pacientes con Alzheimer trabajen más de cuarenta horas a la semana, comparados con otros cuidadores. El 61% de quienes proporcionan un cuidado "intenso" (los que brindan al menos 21 horas de cuidado a la semana) han padecido depresión. Algunos estudios han demostrado que el estrés del cuidador obstaculiza la mejoría del paciente.

Compasión y empatía

Cuando los laicos van a un retiro religioso para obtener mayor profundidad espiritual y sabiduría, es posible que les aconsejen buscar la espiritualidad mediante la ayuda desinteresada a otros. Algunos lo llaman amor incondicional.

Este es el amor en el que uno no espera nada de la persona a quien cuida. Al enfocarse en este amor incondicional, usted sentirá más empatía y compasión por su paciente así como una más estrecha conexión con su espiritualidad.

Información esencial

Dado que casi el 80% de los pacientes con Alzheimer es cuidado en casa, es probable que usted deba hacerlo algún día. Lo mejor es aprender lo más que pueda acerca de esta condición y tener un plan establecido para cuando se presente lo inevitable.

Después de todo, cuando se trata de una cuestión de vida o muerte, usted está listo para hacer las preguntas importantes. Si sé que voy a morir mañana, ¿cuál sería la cosa más importante en mi vida? La mayoría de la gente contesta que su familia, sus amigos y sus seres queridos son lo más importante. Los bienes materiales y los logros sociales palidecen al lado de una relación significativa con otros seres humanos.

Programación del cuidado en casa

La mayoría de los pacientes con Alzheimer reciben atención en su casa por la familia y los amigos. Casi siempre se toma inmediatamente la decisión de cuidar a la persona en casa el máximo tiempo posible. La familia no desea "abandonar"al padre o a la madre en una institución.

Existe la percepción de que los hogares geriátricos no son tan buenas instituciones como deberían ser y a menudo cuestan más de lo que las familias pueden pagar.

El cuidado en casa significa hacer un programa para que al menos cuatro o cinco miembros de un equipo cubran día y medio cada uno. Cada miembro del equipo puede tomar una semana y rotarse cada mes. Sea como sea, eso significa que parte del equipo trabaja tiempo completo y tendrá que hacer ajustes a su horario.

El cuidado de una persona con Alzheimer es un trabajo de tiempo completo. Según las estadísticas, las tres cuartas partes de los cuidadores de personas con Alzheimer son mujeres: parientes, amigas o cuidadoras profesionales. Pero una encuesta realizada en el 2000 en Estados Unidos halló que el cuidado ya no es un campo predominantemente femenino. Ahora un 44% de los cuidadores son hombres.

Si usted es un profesional independiente, puede programar sus citas para que le quede tiempo de cumplir con su turno de cuidado. Si usted no controla su horario, puede resultarle más difícil encontrar tiempo para su turno. Es ahí cuando los días de licencia por enfermedad, las vacaciones, los fines de semana y los días festivos se tienen que dedicar al cuidado del paciente. Para todos los involucrados, el cuidar un paciente significa o una pérdida de ingresos o mucho más estrés y a menudo los dos juntos.

La realidad sexual del paciente con Alzheimer

La enfermedad de Alzheimer también ocasiona un gran cambio en las relaciones sexuales. Si su pareja tiene Alzheimer, es probable que al comienzo evite la intimidad porque ha perdido confianza en todos los sentidos. El instinto sexual se ve muy afectado por el estrés y la ansiedad. Si hay depresión, eso puede disminuir el interés en el sexo. Los medicamentos y los problemas físicos también pueden interferir con la intimidad.

En su nuevo rol de cuidador, usted también puede experimentar cambios en sus sentimientos sexuales hacia su pareja. Puede resultarle difícil cambiar del rol de cuidador al de la intimidad sexual.

El 27 de agosto de 2001, la Dra. Barbara Messinger-Rapport afirmó en WebMD que no se ha estudiado lo suficiente sobre la sexualidad como componente de la enfermedad de Alzheimer. Lo que sí sabemos es que es común una combinación de desórdenes del estado de ánimo, depresión y medicamentos que causan la disfunción sexual. La demencia del Alzheimer también puede causar apatía, que disminuye el interés en el aspecto físico, la ropa y los amigos y que también puede afectar la función sexual.

Pero finalmente ¿quién tiene sexo?

Según una encuesta sobre la sexualidad femenina, sólo una de cada cinco mujeres mayores tiene relaciones sexuales con regularidad y en general son casadas. Llegan al tope de su actividad sexual en la década de los treinta años y de ahí en adelante todo va cuesta abajo. Cuando tienen ochenta o noventa años, la tasa de actividad sexual es de apenas el 2%.

Pero el Dr. John Morley, profesor de gerontología en la Universidad de Saint Louis, afirma que hay muchas razones por las cuales las mujeres mayores no tienen sexo y no es necesariamente que se opongan a la idea. La impotencia en cuatro de cada diez hombres mayores de sesenta años, la enfermedad de la pareja y la ausencia de pareja son las verdaderas razones según el médico. (El estudió realizado en 1994, en Estados Unidos, se centró en 2.000 mujeres entre los dieciocho y los noventa y cuatro años; los resultados fueron publicados en marzo de 2003 en la revista *Sexually Transmitted Diseases*. En 1994, el Viagra no había salido al mercado. Sería interesante repetir la encuesta para ver si el tratamiento de la impotencia masculina afecta el número de mujeres mayores que tienen relaciones sexuales).

Comportamiento abiertamente sexual

Un comportamiento como el de quitarse la ropa en el momento inapropiado puede ser simplemente una reacción al calor y no una manifestación sexual. Sin embargo, la enfermedad de Alzheimer puede aumentar el instinto sexual de la persona. No enfrente este tipo de comportamiento, que puede ser causado por ansiedad y la necesidad de tranquilidad. Lo que necesita es recibir más abrazos, caricias o un masaje.

Si su pareja realmente olvida que está casado o casada, puede coquetearles a otras personas. Esto puede ser muy angustioso y le exige a usted que se distancie y no lo tome personalmente. Es tan inapropiado criticar a la persona como volverlo tema de chiste. La distracción mediante otra actividad es la mejor forma de manejar este tipo de comportamiento.

El cuidado del cuidador

Cuidar a una persona que padece Alzheimer puede ser agotador, frustrante y abrumador. Es fácil hablar de distanciamiento pero muy difícil lograrlo. La paciencia, la compasión y la empatía también causan sus estragos. Cuidar de un ser querido es un trabajo difícil. Usted es responsable de todas sus necesidades, pero ¿quién cuida de usted?

Los derechos del cuidador

Como cuidador de una persona con Alzheimer a veces se le pide que sea más que humano. La American Health Assistance Foundation comprende los problemas de los cuidadores y se asegura que las personas conozcan sus derechos a través del Alzheimer's Family Relief Program (Programa de Asistencia a las Familias con Problemas de Alzheimer). Uno de los principales es el derecho de ser humano, de sentir emociones humanas y tener necesidades humanas.

Hecho

Un informe de 1999, "El valor económico del cuidado informal en los Estados Unidos", halló que cada año 196 mil millones de dólares son aportados al sistema de salud por un sector de la salud invisible, es decir las familias y los amigos que cuidan en sus casas a los que padecen enfermedades crónicas. En 2002, el valor de los servicios proporcionados gratuitamente por los cuidadores miembros de familia ascendió a $257 mil millones al año.

La Carta de Derechos de los Cuidadores parece ser algo de sentido común, pero es necesario tener siempre en mente los consejos que proporciona para que usted pueda mantener el equilibrio físico y mental que usted y su ser querido necesitan. La Carta de Derechos afirma que está bien tener emociones humanas normales, pero asegúrese de convertir esa emoción en algo más positivo. Está bien:

- **Sentir rabia.** Desfogue esta energía físicamente: salga a caminar, limpie los armarios o hable con alguien.
- **Sentir frustración.** Cuente hasta diez, deje de hacer lo que le produce frustración y haga otra cosa.
- **Tomarse tiempo para estar a solas.** Busque unos minutos u horas para estar a solas.
- **Pedir ayuda.** Busque ayuda entre los miembros de la familia, los amigos y los grupos de apoyo locales para el Alzheimer.
- **Confiar en su criterio.** Confíe en que usted hace lo mejor que puede y entienda que no puede hacer más.
- **Reconocer sus propios límites.** No tiene sentido ni para usted ni para su paciente tratar de superar sus propios límites. Usted es una persona valiosa. ¡Cuídese a sí mismo también!

- **Cometer errores.** Todos aprendemos de nuestros errores. Nadie es perfecto.
- **Hacer un duelo.** Es aceptable y perfectamente normal pasar por un período de duelo ante la pérdida de lo que antes se tenía.
- **Reír y amar.** La risa y el amor curan todas las heridas.
- **Tener esperanza.** Cada nuevo día puede ser mejor y más fácil que el anterior y es posible que se descubra una cura.

Sentimientos de culpa

Puede que usted no lo sepa pero podría sentirse culpable por la situación de su ser querido. Consciente o inconscientemente usted podría pensar: "¿Cómo me voy a sentir bien, si mi ser querido no lo está?". Y muchas personas se castigan psicológicamente cuando su ser querido está enfermo. En algunas culturas es normal cortarse un dedo cuando muere alguien. Nosotros no llegamos tan lejos, pero sí existe la tendencia a asumir un poco de la carga enfermándonos nosotros. Debemos cuidarnos de esto.

Hecho

Un estudio realizado en el 2001 por la Asociación de Alzheimer halló que los cuidadores de miembros de la familia que padecen de Alzheimer sienten que los médicos no les dan toda la información que necesitan para enfrentar los retos de cuidar a un ser querido o para manejar el estrés del cuidador. La mayoría de los médicos entrevistados afirmaron que sí entregaban información sobre esos aspectos.

También nos sentimos culpables si estamos contentos o emocionados por algo y creemos que traicionamos al ser querido y su sufrimiento. Pero ellos no querrían que la vida terminara porque ellos están enfermos. Debemos mantener nuestra perspectiva de la vida y de la muerte y entender que con nuestro sufrimiento no reducimos el de ellos. Si mantenemos una actitud alegre y sonreímos sinceramente, podemos levantarle el ánimo al paciente con Alzheimer y levantarnos el ánimo a nosotros mismos.

La prueba del estrés del cuidador

Esta prueba se encuentra en un libro titulado *Manual del cuidador*, editado por Robert Torres-Stanovick y publicado por los Servicios de Salud Mental del Condado de San Diego en 1990. El cuidador debe responder a estas preguntas seleccionando la opción más apropiada: Rara vez verdadero, A veces verdadero, Con frecuencia verdadero, Generalmente verdadero o Siempre verdadero.

1. Siento que no obtengo el descanso suficiente.
2. No tengo tiempo para mí.
3. No tengo tiempo para estar con los demás miembros de la familia, aparte de la persona a quien cuido.
4. Me siento culpable ante la situación.
5. Ya casi no salgo.
6. Tengo conflictos con la persona a quien cuido.
7. Tengo conflictos con otras personas de la familia.
8. Lloro todos los días.
9. Me preocupa no tener los suficientes conocimientos o experiencia para cuidar a la persona tan bien como quisiera.
10. Mi salud no es buena.
11. Me preocupa no tener dinero para suplir mis gastos.

También se les dice a los cuidadores que si respondieron con Generalmente Verdadero o Siempre Verdadero en una o más de esas áreas, puede ser hora de buscar ayuda con el cuidado propio y del paciente con Alzheimer.

El descanso de los cuidadores

Según los datos sobre el tiempo que pasan los cuidadores en su trabajo, usted podría estar trabajando ochenta horas semanales. Es posible que usted tenga un trabajo de tiempo completo y luego llegue a la casa para relevar a otro cuidador o recoja a su pariente en el centro de atención diurna. Son días largos y duros sin descansos por la noche ni los fines de semana. No hay tiempo para recargar las baterías ni organizar su vida.

Lo que usted más necesita es tiempo para usted mismo. Afortunadamente hay programas de apoyo para los cuidadores, servicios de consejería y oportunidades de descanso. Estos son aspectos importantes del cuidado de los pacientes con Alzheimer, porque apoyar al cuidador contribuye a mantener a los pacientes por fuera de los hogares geriátricos.

Relevo mediante videos

Una forma de descanso la proporcionan las compañías que producen videos especiales para los ancianos. Una de esas compañías comenzó en 1989 con "el objetivo de devolverle la belleza y la paz de muestro mundo natural a las vidas de las personas que por alguna razón no pueden gozar de ese mundo por sí solas". Estos videos calmantes se enfocan en los hermosos espectáculos y sonidos de la naturaleza que les brindan a los pacientes con Alzheimer y a los cuidadores una maravillosa oportunidad de liberarse del estrés.

La fundadora de esta compañía, Susan Beahan, había trabajado antes como secretaria de vivienda y desarrollo urbano y allí se había dado cuenta de la suerte de los ancianos confinados en sus casas. Como dice, "nuestro mundo está lleno de cosas inspiradoras, rejuvenecedoras, refrescantes que levantan el ánimo, pero uno no las ve en los noticieros de la noche o en los programas de televisión normales. Hay que *buscarlas, uno mismo*, y saber dónde buscar". Así, decidió brindarle a la gente "riachuelos espumosos, playas solitarias, huertos primaverales y tranquilas campiñas a los que todos queremos escapar pero sencillamente no tenemos el tiempo para visitar ni apreciar".

Relevo canino

Un servicio maravilloso que les permite descansar a los cuidadores es un servicio de perros guía para el Alzheimer. Si usted se ha acercado alguna vez a un gran danés o a un labrador o ha sido amado por un collie, sabrá de qué hablamos. Los perros pueden ser entrenados para ayudar a guiar a las personas que salen a caminar sin rumbo y se alejan de la casa, eliminando así la necesidad de una supervisión de veinticuatro horas por parte del cuidador.

Cuando la persona empieza a deambular, el perro está entrenado para encontrar al cuidador y conducirlo donde el paciente. Más allá del aspecto de seguridad, están los beneficios terapéuticos del cariño que dan los perros en programas con mascotas. Los perros brindan un amor incondicional y ejercen un efecto calmante sobre el paciente como sobre el cuidador.

Servicios de relevo por fuera de la casa

En el pasado, sólo los conventos y seminarios católicos ofrecían hospedaje para las personas que buscaban consuelo y descanso. Ahora esos servicios se han extendido debido a la necesidad que se tiene de ellos. Generalmente están vinculados a un centro de atención diurna para adultos, el cual es apoyado con frecuencia por la Asociación de Alzheimer. Estos programas ofrecen una solución provisional cuando usted sólo necesita ayuda temporal, cuando no cuenta con un programa completo para el cuidado en casa o mientras espera la ayuda económica de Medicaid.

Información esencial

El 22 de noviembre de 2003, el *News Journal* de Ohio central publicó una historia sobre un programa de descanso para cuidadores de pacientes con Alzheimer, manejado por voluntarios. Ellos pasan cuatro o más horas semanales en las casas dándoles un muy merecido descanso a los cuidadores. Este tipo de programa prospera en todo el país a medida que aumenta la necesidad de este tipo de servicios.

El relevo de los cuidadores: un movimiento que crece

El descanso forma parte de un movimiento más amplio liderado por activistas de Alzheimer quienes ven la necesidad de asistentes de salud en las casas, enfermeras privadas, relevos para la noche, evaluaciones completas de los cuidadores, servicios de ayuda en casa y modificaciones de las viviendas. Servicios adicionales como aquellos de consejería, información y referencias sobre el Alzheimer y capacitación para los cuidadores son útiles, pero no funcionan si usted es el único cuidador y no encuentra ayuda con el cuidado cotidiano.

A medida que se establecen estos programas, la tarea consiste en informar su existencia a los cuidadores. El cuidado de un paciente puede ser una experiencia tan solitaria y aisladora que usted no tiene un minuto para ver más allá de las múltiples tareas que realiza, ni siquiera para averiguar si hay ayuda disponible.

Capítulo 12
El cuidado en casa

Es posible crear un entorno hogareño seguro y confortable para su paciente de Alzheimer pero es necesario obtener la ayuda de parientes y amigos. Habrá que abarcar cada habitación de la casa para ver si es segura para una persona con Alzheimer. Es un proceso difícil, largo y tedioso, pero el siguiente plan les hará la vida más fácil a todos. Primero veamos quién estará a cargo.

Cómo cuidar a su pareja

Cuando su pareja recibe un diagnóstico de Alzheimer, es probable que ustedes vivan independientemente en su propia casa o apartamento, en cuyo caso la tarea del cuidado recae enteramente sobre usted. Si la enfermedad está en las etapas iniciales, entonces se trata de dar amor y apoyo, acompañar a su pareja a las citas médicas y a reuniones familiares, y luego de hacer citas con el empleador de su pareja, el abogado y el asesor financiero.

Hecho

Los cuidadores con una carga pesada, especialmente los que cuidan de su pareja, no reciben ayuda constante de los demás miembros de la familia. Un estudio ha demostrado que casi las tres cuartas partes de estos cuidadores manejan todo por su cuenta y tienen una gran necesidad de apoyo comunitario.

Entonces usted tiene que evaluar el entorno del hogar y ver cómo lo volverá lo más seguro posible para su pareja a medida que va perdiendo la memoria. Si usted no cuenta con familia que le pueda ayudar, hay numerosas organizaciones que le pueden dar una mano. Sólo se trata de buscar y pedir esa ayuda. Nadie que esté encargado de cuidar a una persona con Alzheimer debe sentirse totalmente solo.

Cuando la tarea de cuidar de su pareja se vuelva demasiado pesada, entonces le tocará recurrir al apoyo de la familia. Si no tiene familia, hay muchas agencias, fundaciones y asociaciones que se dedican a ayudarles a quienes padecen de Alzheimer.

Decisiones familiares

Cuando los miembros de una familia cobran conciencia del problema de un pariente, viene un forcejeo consciente o inconsciente acerca de quién se va a hacer cargo de la situación. Se suelen tomar medidas temporales y a menudo ineficaces que los hacen sentir mejor pero que realmente no mejoran la situación. Por ejemplo, pueden creer que es necesario instalar cerraduras de seguridad o sistemas de alarma creyendo que su anciano pariente, que vive solo, necesita protección. Eso puede tener el efecto contrario porque a la persona se le pueden olvidar los números de la alarma o cómo funciona la cerradura debido al daño en su memoria de corto plazo.

El paso siguiente suele ser buscar una empleada o un cuidador que se quede con el pariente, si hay dinero para eso. Si no, entonces viene el traslado inevitable a la casa de alguno de los familiares. Preferiblemente esto debe decidirse en una reunión familiar en la que todos se pongan de acuerdo en quiénes serán los cuidadores primarios y qué apoyo van a brindar los demás miembros de la familia.

Participación de los hermanos

Incluso en las mejores épocas, no todos los hermanos se llevan bien. Dado que el cuidado de un enfermo implica mucho estrés, no es raro que las tensiones se aumenten en una situación de estas. En la comunicación con sus hermanos es importante que todos recuerden que el problema no son ustedes; se trata de su padre o madre. Es importante hacer reuniones frecuentes, ya sea en persona o por teléfono, y mantener abiertas las líneas de comunicación.

¡Alerta!

Desconfíe de un miembro de la familia que anteponga sus intereses a los del pariente enfermo de Alzheimer. Para evitar ayudar es posible que digan, "Estoy tan devastado ante la noticia de esta enfermedad que simplemente no puedo manejarlo y el médico me dijo que si tengo más estrés me enfermaré yo también". Generalmente es inútil tratar de obligar a una persona así a que ayude.

Es posible que uno de sus hermanos esté más preocupado por sus propias necesidades que por las de su padre o madre y que evite involucrarse. Si están en malas condiciones de salud y bajo mucho estrés, es posible que físicamente no estén en capacidad de ayudar. Sin embargo, usted puede mantenerlos informados y preguntar si pueden dar ayuda económica.

En algún momento, la familia puede querer reunirse con un consejero entrenado en Alzheimer que les ayude con la comunicación familiar y a establecer prioridades. La mayoría de las familias no están capacitadas para el cuidado o la comunicación, y, por tanto, esta es una oportunidad para aprender a enfrentar los problemas manteniendo la cabeza fría, frenando las emociones y comunicándose abierta y honestamente. Hay que abordar muchos problemas y es posible que cada uno tenga que ser negociado para lograr un consenso. De nuevo, la prioridad de todos debería ser la comodidad de la persona enferma.

Preocupaciones de los hermanos

Es probable que todo haya comenzado en la infancia: "¿A quién quieren más papá y mamá?" es la pregunta eterna que no cesa cuando uno de los padres se enferma. Si usted es el cuidador primario, es posible que las viejas rivalidades y celos les hagan creer a sus hermanos que usted no brinda el mejor cuidado posible. Los otros pueden estar tan alejados del cuidado que ni siquiera han conocido al médico, pueden rechazar el diagnóstico o discutir acerca del tratamiento.

Si usted es el guardián y albacea legal designado en el testamento de sus padres, entonces sus hermanos pueden pensar que usted los va a dejar sin nada. Tal vez se muestran poco colaboradores para que usted no les pida que contribuyan económicamente. Incluso podrían ser abiertamente combativos para que usted se enfurezca con ellos, dándoles así una justificación para no ayudar. Todo esto sucede, y a veces cosas peores, cuando las personas se sienten presionadas a hacer algo que no quieren hacer.

Información esencial

Como albacea usted será el encargado de adelantar la sucesión y de implementar su última voluntad una vez que ellos hayan muerto. Será el responsable de realizar un inventario, hacer avaluar y distribuir los activos, pagar los impuestos y pagar las deudas que haya dejado la persona fallecida. Es posible que usted sea un miembro de la familia o un amigo con experiencia en derecho o contaduría.

Parte de la discusión con sus hermanos puede surgir porque usted cree que hace todo el trabajo. Pero en lugar de quejarse, sólo pida ayuda y hágalo específicamente. Haga una lista de las cosas que se necesita hacer y un horario de cuándo necesita colaboración. Si sus hermanos no responden a sus solicitudes, debe recurrir a otros miembros de la familia, amigos, la iglesia o la comunidad.

Algunos hermanos pueden pensar que sencillamente no pueden manejar más estrés en sus vidas y sólo pueden pensar en cómo protegerse; son del tipo de personas centradas en sí mismas. Sea cual fuere la razón, con frecuencia los cuidadores primarios deben hacer todo el trabajo solos. Pero es posible que encuentre más apoyo del que usted cree dentro de su familia nuclear.

Cuando la familia nuclear se ve involucrada

Parece ser que a muchas familias nucleares no les queda más alternativa que la de involucrarse. En un informe de 1998 titulado "¿A quién le importa?", la Asociación de Alzheimer y la Alianza Nacional para la Asistencia encontraron que al menos una de cada tres familias encargadas de cuidar a pacientes con Alzheimer también tenía a cargo jóvenes menores de dieciocho años.

Todos sabemos lo que sucede si hay dos o más niños en un hogar; hay rivalidad entre hermanos. Y con cada adición al hogar, ya sea otro niño o un abuelo anciano, cambian aún más las dinámicas familiares. Las personas que creen que el amor y el cuidado son finitos temerán no recibir tanto amor y atención.

Resulta que el amor no es finito: es ilimitado, pero definitivamente habrá menos tiempo para dedicarles a otros miembros de la familia si el cuidador principal tiene que cuidar a alguien enfermo de Alzheimer.

Las preocupaciones de los niños

Los niños que viven con un enfermo de Alzheimer pueden sentirse enfadados, celosos, tristes e incluso culpables y preguntarse "¿La abuela está loca?", "¿A mí me puede dar Alzheimer o le va a dar a papá y a mamá?". Pueden tener distintos comportamientos tales como alejarse del ser querido, ponerse impacientes con la persona, desempeñarse mal en el colegio o quejarse de dolor de cabeza, dolor de estómago u otros malestares menores.

¡Alerta!

El informe de 2004 del Consejo de Seguridad en el Hogar, titulado "Estatus de la seguridad del hogar en los Estados Unidos", afirma que después de los vehículos automotores, el hogar es el lugar donde ocurren más lesiones fatales no intencionales, las cuales equivalen a más de 20 millones de consultas médicas y 20.000 muertes, con un costo de 379 miles de millones de dólares en un año. Las caídas son la forma más común de lesión hogareña, seguidas del envenenamiento, los incendios y las quemaduras, la asfixia y los ahogamientos.

Cuidar a un paciente con Alzheimer en la casa es aún más difícil cuando hay niños pequeños que no saben en qué consiste la enfermedad y simplemente piensan que el abuelo actúa raro o de forma miedosa. Si usted es el cuidador primario y al mismo tiempo es madre o padre, sus hijos pueden tratar de llamar la atención.

Para algunos niños, la atención negativa es mejor que la ausencia de atención y hacer drama puede ser la única forma de obtenerla.

Cómo involucrar a los niños

Con el fin de evitar ese conflicto casi inevitable mientras enfrenta las exigencias de cuidar a su pariente, comience a tener reuniones familiares semanales e involucre a toda la familia en el proyecto del cuidado. Deles un nombre especial, acordado por todos, a las reuniones, tales como Reunión del equipo del abuelo o el Club de la abuela. En la reunión, pídales consejos a todos, inclusive a los niños. Este enfoque puede producir sugerencias increíblemente útiles y lograr el apoyo de los niños. El que se les pida consejo los hace sentirse importantes y parte de la situación.

En vez de tratar de proteger a los niños de lo que usted ve como una situación sumamente difícil, involúcrelos. Asígneles tareas como darle cinco abrazos diarios a usted y, si quieren, al abuelo o abuela. Si es posible, trate de reenfocar la tarea de cuidar al ser querido como una aventura, más que como una carga; así los niños sabrán apreciar dicha aventura.

Hecho

En 1995, el *Scandinavian Journal of Primary Health Care* hizo una encuesta para investigar las causas de las caídas recurrentes de los ancianos en sus casas. Encontraron que caídas previas, neuropatías periféricas, uso de medicamentos psicotrópicos y el caminar lentamente eran las causas principales. Recomendaron una revisión de los medicamentos por parte del médico, calzado adecuado y tratamiento de la neuropatía periférica.

Los servicios de descanso para los cuidadores, en los que un voluntario va a la casa una o dos veces por semana durante cuatro horas más o menos, pueden darle a la familia tiempo para una salida muy necesaria y para pasar tiempo de calidad juntos. Usted también tiene que programar el tiempo con la familia dentro del horario general de actividades. Puede ser a la hora del desayuno o de la comida o en cualquier otro momento conveniente cuando todos estén juntos y su pariente duerma. Es un momento para ponerse al día en lo que sucede en el colegio o en el trabajo de su pareja.

Cómo proteger al ser querido

Al tener en cuenta las maneras como un paciente con Alzheimer puede hacerse daño, usted descubrirá que cuidarlo es muy parecido a cuidar a un niño. Imagíneselo deambulando por ahí, agarrando un cuchillo afilado por la hoja, dejando caer la máquina de afeitar eléctrica en una tina llena de agua o en el lavamanos, tropezándose con una arruga en el tapete. Usted lo puede proteger de todo esto, si sigue estas pautas.

En caso de deambulación:

- Haga que el paciente use una pulsera de identificación para que los equipos de rescate, la policía, el personal médico y otros sepan de su condición en caso de una emergencia.
- Mantenga a la mano una foto reciente o un video de su paciente.
- Colóquele marquillas con el nombre del paciente, la dirección y el número telefónico en las prendas de vestir para facilitar la identificación.

En la casa:

- Cómprele zapatos o pantuflas de suela de goma para evitar las caídas.
- Arregle los muebles de manera tal que el paciente pueda moverse fácilmente.
- Elimine o asegure bien los tapetes pequeños y medianos y las alfombras movibles.
- Use luces nocturnas para que el paciente pueda encontrar el baño por la noche.
- Retire las armas de fuego y otras armas de su casa.
- Guarde con llave los medicamentos recetados y no recetados así como los líquidos para la limpieza.
- Mantenga las bebidas alcohólicas en un armario con llave al que no tenga acceso el paciente.
- Coloque barandas en la cama o ponga colchas o cojines en el piso alrededor de la cama por si llega a caerse.
- Esconda las llaves del carro y desconecte la batería del carro si es necesario, si el paciente tiene prohibido manejar pero se niega a obedecer.
- Si el paciente tiene alucinaciones o le molesta su reflejo, cubra o retire los espejos.
- Ponga un monitor de sonido para bebés en el cuarto del paciente si usted está en otra parte de la casa.

- No deje al paciente solo dentro de un carro estacionado.
- Use ventiladores de plástico que no cortan los dedos.
- Si es necesario, instale una rampa para la silla de ruedas.

Para el cuidador:

- Mantenga una linterna al lado de su cama.
- Mantenga los registros médicos a la mano en todo momento.

Seguridad en el hogar para pacientes con Alzheimer

Si usted recuerda haberse sentido desorientado alguna vez, por ejemplo tras haber pasado una noche en blanco o después de una cirugía, usted recordará lo inestable que se sentía y cómo tenía que pedir disculpas por estrellarse contra las cosas u olvidar todo. Pues en el caso de la enfermedad de Alzheimer esa parece ser la sensación predominante. Dada la poca capacidad para fijar la atención, los problemas para nombrar y reconocer las cosas, la incapacidad para tomar decisiones y los problemas para comunicar los deseos, muchas cosas pueden salir mal.

¡Alerta!

Estadísticas de 1991 muestran que en los Estados Unidos, un promedio de 370 personas de todas las edades se lesionan diariamente en o alrededor de la tina o la ducha. La Comisión de Seguridad de los Productos para el Consumidor documentó 139.434 lesiones en 1991. Los ancianos integraban el 20% de ese total. Más ancianos se lesionaron en el baño que al usar equipos de ejercicio o electrodomésticos potencialmente peligrosos.

El paciente de Alzheimer puede olvidar que ha puesto agua a hervir en la estufa e irse a deambular por ahí, lo cual puede terminar en una olla quemada o, peor aún, en un incendio o una quemadura severa si la persona no reconoce que la olla está caliente. Las velas prendidas pueden ser otro peligro así como dejar las puertas abiertas o dejar la llave abierta para llenar la tina del baño pues puede inundar la casa.

La supervisión es el aspecto más importante de mantener seguro al paciente de Alzheimer pero usted no puede estar ahí para hacerlo todo el tiempo. Por tanto, es importante asegurarse de que las distintas habitaciones estén aseguradas para facilitarle su tarea.

Seguridad en el baño

La seguridad en el baño es importante para todos los miembros de la familia pero especialmente para los ancianos. Cuando ocurren lesiones en un entorno aparentemente seguro como el baño, puede erosionarse la confianza aunque no haya huesos rotos.

Hecho

Según un artículo titulado "El baño para las personas mayores con discapacidades" del Colegio Médico de la Universidad de Cornell, la seguridad nunca fue una preocupación importante en el diseño de los baños. Las tinas no son muy diferentes a como eran en el año 1700 A.C., excepto que ahora hay tubería. Las duchas se introdujeron a comienzos del siglo XIX, pero su diseño no ha variado desde el final de la Primera Guerra Mundial.

Comience por la tina; instale agarraderas de seguridad a los lados, coloque un tapete de caucho en el piso, incorpore una silla de baño segura en la tina, ponga la repisa para el jabón y el champú a una altura que no exija levantarse o estirar los brazos, instale una regadera de mano para que el agua no caiga sobre la cabeza y mantenga varios tapetes de baño alrededor de la tina para evitar los golpes en la cabeza en caso de una caída.

En cuanto al inodoro, hay que instalar un asiento elevado con apoyabrazos para sentarse y pararse fácilmente. Es posible que deba acolchar las llaves del lavamanos para evitar lesiones en caso de una caída; puede hacerlo usando una toalla pequeña para envolverlas, sujetándolas con una banda elástica. Algunas personas aconsejan marcar las llaves con un marcador permanente, usando el rojo para la caliente y el azul para la fría. El gabinete de los medicamentos debe estar cerrado con llave o vacío.

Por último, es importante tener un tapete antideslizante en el baño para evitar las caídas y los resbalones sobre el piso mojado. Elimine los tapetes argollados ya que es fácil tropezar al caminar.

Seguridad en la cocina

La estufa, sea eléctrica o de gas, es el aparato más peligroso de la cocina. Usted puede neutralizar efectivamente ese peligro quitándole los botones a la estufa. Cuando quiera usarla, vuélvalos a poner; cuando termine, retírelos y guárdelos en un lugar seguro. Si su paciente de Alzheimer está presente mientras usted cocina, mantenga las manijas de las ollas orientadas hacia atrás para que la persona no pueda agarrarlas o tropezarse con ellas.

Muchos incendios en la cocina comienzan con aceite o grasa que se deja en la estufa y se olvida. Al calentarse más y más empieza a humear y finalmente estalla en llamas, salpicando aceite y chispas por todas partes. Otro peligro en la cocina resulta al derramar agua en una sartén con aceite caliente, pues este se derrama y quizá cause llamas si la estufa es de gas.

Información esencial

Para evitar las quemaduras, la temperatura del calentador para toda la casa debe bajarse hasta 120 °F o aproximadamente 48 °C. Esta es la temperatura a la que usted puede poner las manos bajo el agua sin quemarse.

En los cajones se guardan cuchillos y tijeras potencialmente letales, los cuales hay que retirar y guardar fuera del alcance del paciente. Los gabinetes de la cocina debajo del lavaplatos generalmente contienen materiales de limpieza que no son seguros y deben ser guardados con llave. Hasta los gabinetes de arriba pueden ser inseguros; si el paciente con Alzheimer trata de sacar algo, ya sea latas o cajas, le pueden caer en la cabeza. En la cocina es donde se debe mantener el extintor de incendios ya que estos casi siempre se originan allí. También es el lugar donde deben estar los teléfonos de emergencia, sostenidos con imán en la nevera. Finalmente, deben evitarse los tapetes en la cocina porque pueden causar tropiezos o resbalones.

Seguridad de puertas, ventanas y escaleras

El deambular de los pacientes es un problema frecuente para los cuidadores, hay que mantener las puertas cerradas con llave o con manijas a prueba de niños. Como protección adicional usted puede mandar instalar algún tipo de sistema de alarma o de timbre en las puertas que conduzcan hacia afuera de la casa. También deben asegurarse las ventanas y las puertas que llevan al patio.

Con respecto a la seguridad en las escaleras, lo mismo que funciona para los niños puede usarse para los adultos que deambulan. Esto incluye poner una barrera de seguridad en la parte de arriba y de abajo de las escaleras y asegurarla. Se necesitan pasamanos; si es posible, a ambos lados de la escalera. También puede usar cinta aislante de colores brillantes en cada escalón para guiar al paciente con seguridad.

Seguridad contra incendios y seguridad eléctrica

La seguridad contra incendios es importante porque la persona inconsciente de lo que hace puede encender un fósforo, manipular los cables eléctricos, meter papel en un radiador, tumbar un calentador de ambiente o prender la estufa o la chimenea de gas. Mantenga los fósforos y los encendedores fuera de su alcance, retire los cables eléctricos que estén a la vista, cubra los radiadores, use tapas a prueba de niños para las tomas eléctricas y no use calentadores de ambiente.

Hecho

Un estudio realizado en el 2000 por el *British Medical Journal* sobre el cigarrillo y el Alzheimer demostró que el cigarrillo no protege contra la enfermedad. Otro amplio estudio realizado en 1998 en los Países Bajos concluyó lo mismo. Sin embargo, a través de los años varios estudios más pequeños han demostrado que los fumadores son diagnosticados con Alzheimer con menos frecuencia. Un estudio de 2004 encontró que la nicotina puede ligar ciertas proteínas del cerebro y bloquear parcialmente la formación de placa amiloidea, lo cual hace necesario investigar esta relación.

Ya sabemos que debe haber un extintor de incendios en la cocina, pero si la casa tiene más de un piso, debe haber un extintor en cada piso. Deben instalarse también detectores de humo en cada piso y en la habitación de paciente. Es importante hacer simulacros de incendio para que todos sepan por dónde salir.

El cigarrillo y el Alzheimer

Un paciente de Alzheimer que sea fumador presenta un gran reto. Es el momento de recurrir al parche de nicotina, la acupuntura, la hipnosis o cualquier cosa que lo haga dejar el cigarrillo por motivos de salud y de seguridad. Todos sabemos que quedarse dormido con un cigarrillo es la manera más fácil de provocar un incendio.

Capítulo 13

El cuidado personal del paciente con Alzheimer

Nos levantamos por la mañana, nos ponemos la bata, vamos al baño, nos cepillamos los dientes, tomamos agua y empezamos a hacer el desayuno casi sin pensarlo. Pero si usted tiene Alzheimer, su cerebro puede dejar de recordar la secuencia de pensamientos y acciones necesarias para seguir esos pasos básicos. Las actividades como comer, dormir y vestirse tienen que pensarse muy bien cuando ayude al paciente con Alzheimer. Se trata de descomponer las acciones en pasos realizables.

El vestido

La cuestión del vestido puede volverse una batalla. Como cuidador puede preferir que su paciente use ropa suelta, lo que se conoce como bombacha; cómoda, que se conoce como desaliñada, y con cremalleras en vez de botones, lo que puede significar que su madre acabe vestida con una simple bata. Al menos los padres son mucho más fáciles de vestir: camisa y pantalones.

Piense en la última vez que estuvo en el hospital. ¿Qué le hicieron poner? Una batola fácil de quitar que le bajó la moral. Cada vez que vaya a ayudarle a su pariente con Alzheimer, recuerde el principio guía del cuidador: ofrezca comodidad, dignidad y respeto.

Información esencial

Los zapatos cómodos y fáciles de poner son muy importantes para un paciente con Alzheimer. Busque zapatillas deportivas con cierres de Velcro. No hay nada más degradante que tener a alguien enfrente mientras uno trata de amarrarle los cordones. Por fortuna, ahora hay muchos estilos de zapatos modernos que no los hacen ver tan utilitarios.

Si su madre tenía un cierto estilo o gracia para vestirse, usted debe tratar de mantener eso para su confianza y para darle la impresión de que todo anda bien. Al comienzo es fácil porque la ropa está en el clóset y ella ayuda a escoger lo que se va a poner. Pero a medida que la demencia empeora, ella puede necesitar más ayuda para vestirse.

Sugerencias para el proceso de vestirse

Trate de permitirle a su pariente que decida qué se va a poner durante el máximo tiempo que se pueda, para darle una sensación de independencia. Dele bastante tiempo para escoger y para vestirse. Si usted está frustrada por tener que esperar tanto, use el tiempo para conversar, recoger cosas en el cuarto, recordar el pasado o sentarse y relajarse. Esto le pondrá menos presión al paciente que si usted revolotea por ahí esperando a que se abotone.

Varios grupos de Alzheimer recomiendan lo siguiente como ayuda en el proceso de vestirse:

* Asegúrese siempre de que la habitación esté caliente y las persianas estén cerradas.

- Extienda la ropa en el orden como se la debe poner: la ropa interior primero y las medias al final.

- Retire la ropa sucia del cuarto por la noche; si no, es muy probable que esa sea la seleccionada el día siguiente.

- Recuérdele casualmente al paciente qué debe ponerse después y páseselo.

- Si su paciente muestra confusión, vaya diciéndole lo que tiene que hacer; por ejemplo: "Mete el pie por la pierna del pantalón".

- Si se agita porque no puede hacer algo, trate de distraer al paciente con otra actividad y luego vuelva a lo del vestido.

- Nunca le diga al paciente que hace mal las cosas ni lo critique; más bien, prepárese para reír o llorar.

La parte difícil de vestirse

Al comienzo, usted está ahí para ayudar a escoger la ropa; las personas con Alzheimer leve o moderado generalmente pueden vestirse solas. Vestirse es una actividad tan íntima que la mayoría de las personas no están acostumbradas a tener a alguien ahí mirándolas al ponerse la ropa interior, por ejemplo. Puede ser una situación embarazosa e incómoda para ambas personas, especialmente para una hija con su padre. Pero aun así, toca hacerlo de la siguiente manera.

Por lo general la persona está sentada en el borde de la cama. Si se trata de su padre, ayúdele a ponerse la camisa primero de manera que le cubra los genitales. Luego ponga la ropa interior sobre la cama y cuando empiece a quitarse los pantalones del pijama, voltéese para el otro lado. Si parece tener dificultades con la ropa interior, acérquese por detrás y vea si puede ayudar sin estar de frente. Usted puede también mirar para otro lado, si el paciente lo mira para ver su reacción.

En el caso de su mamá, usted puede pararse detrás de ella y ayudarle a abrocharse el sostén por detrás. Luego viene la blusa o el suéter, que le cubre los genitales mientras se pone la ropa interior y luego la falda o los pantalones.

Usted descubrirá que su presencia al lado de su paciente se volverá rutina y pronto parecerá algo cómodo y normal. A medida que pasa el tiempo usted tendrá que hacerlo casi todo y estará preparado para hacerlo; ya en ese momento es posible que ni se den cuenta de que están totalmente desnudos frente a usted. En el Alzheimer severo, el vestirse consistirá básicamente en un cambio de pijama o camisa de dormir y las famosas batas serán muy útiles.

Sí es cierto que el vestido hace al hombre y a la mujer. Si la persona se queda en pijama todo el día, se sentirá más inválida que si usted le ayuda a ponerse su ropa normal. Arreglarse para una fiesta o para salir a comer es parte de la diversión y le ayuda a distraerse de sus problemas.

Un día en el spa

Un día en el spa, así llamará usted el arreglo de manos y pies y los masajes de espalda, manos y pies. ¿A quién le quedaba tiempo para esto cuando trabajaba día y noche para sobrevivir y mantener a una familia? Pero ahora, con todo el tiempo del mundo, su paciente con Alzheimer puede gozar de un día de spa. Con sólo llamarlo así le imprime un tono de diversión y relajamiento.

Es probable que ya tenga todo lo que necesita. Después de cortar las uñas, aplíquele un esmalte de color brillante a su mamá y use esmalte transparente si se trata de su papá. Para el masaje use un aceite de aroma suave especial para masajes. No tiene que ser un masaje profesional de una hora; diez minutos bastan. Lo que importa es el contacto; es tranquilizante y reconfortante, especialmente para alguien con Alzheimer. Mantenga sus implementos y aceites de masaje en un canasto a la mano. Así puede hacer un día de spa en cualquier momento cuando su paciente necesite una distracción agradable así como su atención única.

Alimentación

Las comidas y los refrigerios son muy importantes para mantener saludable a sus padres o pareja. Sin embargo, descubrirá que la comida deja de ser una prioridad a raíz de los cambios en los estados de ánimo tales como la apatía y la depresión, los medicamentos y los problemas con la memoria. La planeación y preparación de comidas nutritivas puede ser una tarea de tiempo completo; cuando no las comen, la experiencia puede ser frustrante.

Haga una lista de los alimentos preferidos del paciente, incluyendo una amplia variedad de los cuatro grupos de alimentos: granos, lácteos, proteínas y frutas y verduras. Mantenga bien aprovisionada la cocina. Uno de los miembros de su equipo de apoyo le puede ayudar con el mercado semanal.

Utilice una olla de cocción lenta

La forma más fácil de preparar las comidas es utilizar una olla de cocción lenta. De hecho, usted llegará a considerarla un pequeño milagro una vez que empiece a usarla. Le ayudan a ganar tiempo valioso que puede dedicarle a otras actividades, incluso descansando un poco.

¡Alerta!

Usted puede estar preocupada de que su paciente de Alzheimer empiece un incendio si se usa la estufa. Hay menos peligro cuando se usa una olla de cocción lenta, un horno tostador o una calentadora eléctrica. Si usted usa estos aparatos, puede cubrir la estufa y retirar los botones.

Puede comprar una olla de un litro de capacidad y utilizarla para cocinar granos durante la noche. Así tendrá un maravilloso cereal cocido para el desayuno. La comida puede cocinarse desde las horas de la mañana en una olla de cocción lenta de tres o cuatro litros de capacidad. Se pueden cocinar las carnes y las verduras al tiempo y tener lista una deliciosa comida para por la noche.

Recetas para el desayuno

En un recipiente grande mezcle media libra de cada ingrediente: centeno, avena, millo, semillas de calabaza y semillas de girasol. Cada noche, mida tres onzas de la mezcla de granos y semillas para cada persona y colóquela en la olla de cocción lenta con el doble de agua. Póngala a cocinar toda la noche; si por la mañana está muy seca, agréguele un poquito de agua y mezcle bien. Corte un banano y agréguele un poco de aceite de linaza para obtener los ácidos grasos esenciales. Con el cereal, tendrá un desayuno increíblemente nutritivo.

Cuando haya vaciado el recipiente donde guardaba la mezcla de granos, compre más granos y semillas. Puede también experimentar con diferentes variedades de granos que se encuentran en las tiendas naturistas, tales como el kamut, la espelta, la quinua y el amaranto.

Es posible que si mezcla dos variedades al día ahorra tiempo. Si le gusta el cereal con leche pero es alérgica o sensible a la leche de vaca porque le produce gas, inflamación o diarrea, use leche de arroz, de soya o de almendra, las cuales se encuentran en las tiendas naturistas.

Recetas para la comida

Por la mañana, coloque chuletas de cordero, pechuga de pollo o pavo en trozos (sin piel) o carne de res en cubos en el fondo de la olla de cocción lenta. Añada varios tipos de tubérculos en trozos grandes (zanahorias, papas, batatas, nabos, colinabos). Luego añada tres tazas de agua, encienda en alto y deje cocinar todo el día.

El delicioso aroma llenará toda la casa y a la hora del almuerzo se les habrá hecho la boca agua a todos. Prepare una ensalada fresca con lechuga romana, tomates, apio, aguacate, aceitunas, cilantro, endivia o rúgula. Así tendrá una comida completa y balanceada.

Recetas para el almuerzo

Tome el caldo que quedó de la preparación de la noche anterior y haga una sopa rápida y nutritiva. Cada vez será diferente y si quedaron verduras, tanto mejor. Caliente primero el caldo y agregue más agua hasta tener más o menos 2 litros. Luego agregue arroz (el arroz integral tiene más nutrientes). Lleve a ebullición y luego deje hervir lentamente unos cuarenta minutos. Ponga un cronómetro para que no se le olvide.

Información esencial

Un batido es una de las comidas más fáciles y nutritivas que puede hacer. Tome media taza de jugo de manzana o de naranja, media taza de agua, un banano, media taza de moras o agraz congelado y tres cucharadas de polvo de proteína (rote los siguientes: suero, huevo y soya), mezcle hasta que quede suave.

Agregue agua si se ha reducido, así como las verduras que sobraron u otras congeladas. Si le agrega una lata de leche de coco y algo de curry, le dará un sabor exótico y agradable. Puede empezar a hacer la sopa a media mañana si va a usar arroz; de lo contrario, sólo se necesitan unos pocos minutos para prepararla. Haga una ensalada o sirva vegetales crudos con la sopa, así tendrá un almuerzo rápido y nutritivo.

Recuerde el agua

La deshidratación es un factor frecuente en los ancianos, especialmente en los que tienen problemas de memoria. Simplemente no recuerdan que hay que tomar agua. De hecho, la mayoría de la gente no lo recuerda. Es importante tomarse dos litros de agua al día. Para no olvidarlo, llene dos recipientes de un litro con agua. Es mejor usar agua filtrada o embotellada. Deje un recipiente en la nevera y ponga el otro al lado de la cama o de la silla. Sírvase un vaso. Asegúrese de haber terminado los dos litros al final del día. Haga lo mismo con su paciente y asegúrese de que se tome toda el agua.

El ritual del baño

El baño constituye una tarea aún más difícil que el proceso de vestirse, tanto para usted como para el paciente con Alzheimer. Es un reto tanto físico como emocional. Desde el punto de vista emocional, la persona puede sentirse avergonzada de que la vean desnuda y de que un miembro de la familia le tenga que limpiar las partes íntimas. El único consejo en este caso es que mantenga en la mente el cuadro general: millones de persona lo han hecho antes y millones de personas lo hacen al mismo tiempo que usted. Desde el punto de vista físico, la persona puede tener problemas para meterse y salirse de la tina sin ayuda. Por esto es importante instalar sillas de baño y agarraderas.

Según su nivel de funcionamiento, la persona puede considerar que la experiencia del baño es incómoda o incluso peligrosa, lo cual puede causar agitación. En el caso de Alzheimer severo, la persona puede olvidar por qué debe bañarse y puede enfrentársele.

Maneje el proceso del baño con calma y lentitud. Para mantener intacta la dignidad, es posible que la persona quiera cubrirse con una toalla dentro de la tina y por fuera. Con el tiempo, sin embargo, esa modestia se superará cuando se acostumbre a que usted hace parte del proceso. En algunos casos, es posible que hasta le toque meterse a la ducha para sostener a una persona en la silla de baño o para que pueda lavarse el pelo.

Eso puede causar risa. Compartir esa experiencia no sólo es divertido, sino que estrecha la relación con la persona.

¡Alerta!

El cuidado de la piel comienza con el baño. Si usted no revisa a diario la piel de la persona, es posible que no vea las señales de alerta de llagas, un rasguño que puede infectarse o una herida que no ha sanado. Use sólo una pequeña cantidad de jabón de pH neutro para evitar la resequedad. Use aceites y lociones para mantener hidratada la piel.

Sugerencias para el baño y la ducha

Alterne los días de baño o ducha con un baño de esponja. A medida que avanza el Alzheimer, la persona debe bañarse sentada, utilizando una regadera de mano.

Mantenga esta lista de control para preparar el baño y que todo salga bien:

- Regule la temperatura del baño.
- Caliente una toalla de baño, colocándola en la secadora poco antes de usarla.
- Asegúrese de que el agua de baño no esté muy caliente.
- Debe haber un tapete antideslizante sobre el piso y no un tapete grueso. También debe haber agarraderas en la ducha.
- Recuerde quién se está bañando. Trate de que la persona asuma el control y guíela a través de los pasos.

Peligros en el baño

Nunca salga del cuarto de baño, ni siquiera por un segundo, dejando a la persona entre la tina. No se necesita mucho tiempo para que la persona trate de pararse y se caiga, golpeándose la cabeza o ahogándose. Aunque usted haya instalado todas las ayudas de baño, tiene que estar ahí para asegurarse de que se usen.

Si la persona no está acostumbrada a usar las barandillas de seguridad o agarraderas de la ducha o el inodoro, hay que alentarla para que las use en todas las ocaciones necesarias.

El insomnio en los ancianos

Hay varias causas del insomnio en los pacientes con Alzheimer y una de ellas es simplemente la vejez.

Según el Dr. David Neubauer del Centro para los Trastornos del Sueño de la Universidad Johns Hopkins, los ancianos en general tienen más dificultades para dormir que los adultos jóvenes. El espectro completo de síntomas puede incluir dificultad para dormirse, menos tiempo en las etapas de sueño profundo, despertarse temprano y un tiempo total de sueño mucho menor.

Las siestas durante el día y dormir hasta tarde pueden reforzar los malos hábitos con respecto al sueño.

Hecho

Investigadores del Instituto Nacional sobre el Envejecimiento publicaron un informe en 1995. Estudiaron a 9.000 personas mayores de sesenta y cinco años y hallaron que más del 50% se quejaba de al menos un problema de sueño, por ejemplo la dificultad para quedarse dormido, el despertarse muy temprano, el sueño intranquilo o el sueño durante el día.

Comer tarde, tomar medicamentos y consumir bebidas alcohólicas o café puede interferir con el sueño. Las condiciones físicas como la hernia hiatal, el reflujo, el síndrome de las piernas inquietas y los desórdenes periódicos relacionados con el movimiento de las extremidades pueden interrumpir el sueño. La apnea del sueño, que aparece con la edad avanzada y el sobrepeso, puede causar somnolencia excesiva durante el día. Estos factores deben ser descartados en cualquier persona que tenga problemas con el sueño.

Generalmente se cree que ocho horas de sueño en un período de veinticuatro horas es lo ideal para estar alertas durante el día. La falta de sueño produce somnolencia y puede causar deterioro cognitivo. Normalmente, el reloj biológico causa sueño por la noche y un estado de alerta durante el día, con una baja de actividad a mitad del día que puede llevar al deseo de una siesta.

El insomnio en los pacientes con enfermedad de Alzheimer

El Dr. David Harper afirma que "los trastornos del sueño son en realidad más angustiantes para el cuidador y a menudo se citan como el factor primario en la decisión de trasladar al paciente a una institución". El 20 de abril del 2001 informó en *The Harvard News* que quienes sufren de Alzheimer tienen un ciclo diferente de sueño y de vigilia. Su temperatura corporal es más baja por la mañana y no llega a su pico sino hasta más tarde.

Esa es sólo una de las cosas que afectan el patrón del sueño en los pacientes con Alzheimer. De acuerdo con un estudio investigativo alemán publicado en los *Proceedings of the National Academy of Sciences* en enero de 2004, los bajos niveles de acetilcolina, un neurotransmisor, son cruciales durante el sueño para formar la memoria de largo plazo. Durante el día, se necesitan niveles más altos para aumentar la atención y poder aprender nuevas tareas e información. Los investigadores dicen que debe revaluarse la idea de administrar medicamentos para mantener altos los niveles de acetilcolina durante el sueño.

¿Qué funciona?

Un estudio publicado en el *Journal of the American Geriatric Society* en octubre de 2003 buscaba entrenar a los cuidadores para que pudieran cambiar las prácticas de sueño de los pacientes con demencia. Se llamó el proyecto NITE-AD y participaron veintidós pacientes con Alzheimer y sus cuidadores miembros de la familia. Se les entregó material escrito acerca de los cambios en el sueño relacionados con la edad y la demencia, así como principios de una buena higiene del sueño.

A un grupo se le dieron recomendaciones acerca de cómo establecer un programa de higiene del sueño para el paciente con demencia. Los pasos del programa incluían fijar una hora para acostarse y otra para levantarse, menos siestas durante el día y una caminata diaria. Con estas simples reglas, los cuidadores lograron modificar la programación del sueño, de las siestas y de las caminatas. Si siguen este régimen, los pacientes con Alzheimer podrán mejorar la calidad de su sueño.

Información esencial

Los ancianos tienden a dormir menos y a despertarse varias veces durante la noche en comparación con las personas más jóvenes. Esto les causa una mayor somnolencia durante el día y surge la necesidad de las siestas. Las etapas de sueño más profundo se ven reducidas o desaparecen en los ancianos, haciendo que su sueño sea menos satisfactorio y relajante.

La agitación vespertina

Uno de los aspectos más angustiantes del Alzheimer es un síntoma llamado agitación vespertina. A medida que se pone el sol, aumenta el desasosiego, el cual continúa a veces toda la noche. Muchos informes indican que hasta un 20% de las personas con Alzheimer padecen episodios de agitación vespertina, con síntomas de mayor confusión, ansiedad, agitación y desorientación.

Los factores que contribuyen a la agitación vespertina son:
- La menor necesidad de sueño, tan frecuente entre los adultos mayores.
- Desequilibrio del ritmo circadiano (día/noche), que causa confusión entre el día y la noche.

- El hecho de que haya menos luz y más sombras, lo cual causa confusión y paranoia.
- Agotamiento al final del día, tanto físico como mental.
- La desorientación debida a las alucinaciones diurnas que parecen sueños.
- Los medicamentos.
- Ingerir una comida pesada por la noche.
- Tomar café y comer dulces por la noche.

Sugerencias para el manejo de la agitación vespertina

Para reducir los efectos de los episodios de agitación vespertina se requiere un esfuerzo concertado.

Las siguientes sugerencias ayudan a reducir la agitación y el desasosiego y a promover un sueño más equilibrado:
- Estimule una mayor actividad física durante la mañana y temprano en la tarde, especialmente si hay problemas de deambulación.
- Estimule la actividad mental principalmente en la tarde o al anochecer.
- Desestimule las siestas, proponga salir a caminar.
- Limite el consumo de gaseosas, dulces y café en las horas de la mañana.
- Haga del almuerzo la comida más fuerte y sirva una comida ligera por la noche con un refrigerio antes de acostarse.
- Mantenga encendida una pequeña lámpara en la habitación para evitar la oscuridad y las sombras.
- Mantenga la casa en silencio al atardecer para evitar la sobreexcitación y la agitación.
- Si el problema es por las frecuentes idas al baño, considere la posibilidad de poner una bacinilla a lado de la cama.
- Consulte con el médico. Una infección de la vejiga o un problema de incontinencia pueden hacer que la persona se despierte constantemente.

Los expertos afirman que la agitación vespertina llega a su pico en las etapas 4 y 5 del Alzheimer pero que disminuye a medida que empeora la enfermedad.

Infortunadamente, la agitación vespertina significa que la persona está despierta por la noche cuando usted necesita descansar; existe la posibilidad que se vaya a deambular y se haga daño. Los sensores de movimiento pueden disparar una alarma al lado de su cama cuando hay deambulación. Sólo asegúrese de que la casa sea segura, que todo esté guardado con llave y que las puertas y ventanas estén bien cerradas.

El manejo de la agitación vespertina

Una vez que la persona esté despierta y agitada, los expertos sugieren que la aborde con calma. Es posible que la persona tenga necesidad de ir al baño o tenga hambre o sed. Guíela tranquilamente hasta la cama y reconfórtela. Si la persona está agitada y confundida, prenda más luces para que la oscuridad no la afecte. Si se resiste a meterse a la cama, ofrézcale una poltrona o un sofá.

La repetición de palabras o comportamientos es frecuente en las etapas cuando se da la agitación al atardecer. Aproveche esto proponiendo una actividad que usted sabe que ha funcionado para tranquilizar a la persona. Puede ser algo tan sencillo como sostener y frotar un cojín o un peluche o manipular una bolsita de canicas o monedas.

Recuerde que la persona con Alzheimer no tiene ni idea de que su comportamiento es molesto. Pero tras varias noches con estos episodios de agitación, usted puede estar llegando al límite. Entonces debe buscar refuerzos. Haga que otra persona de su equipo de cuidadores duerma en la habitación de la persona por unos días para asegurarse de que no le pase nada mientras usted trata de descansar y prepararse para las actividades del día siguiente.

Capítulo 14

Un día en la vida de un paciente con enfermedad de Alzheimer

La programación del día de una persona con Alzheimer es muy básica: levantarse, lavarse, desayunar en la mesa, ocupar su tiempo en la mañana, preparar el almuerzo, almorzar en la mesa, hacer las actividades de la tarde, preparar la comida, comer en la mesa, hacer algunas actividades, tomar un refrigerio y acostarse. Pero lo que puede agregar algo de magia es el amor y el compartir estas experiencias. En este capítulo se le sugieren al cuidador algunas actividades para realizar con un paciente de Alzheimer.

El diario de un paciente con Alzheimer

Es una experiencia bastante interesante la de seguir en línea un día en la vida de un paciente con Alzheimer. Algunos individuos que se encuentran en las primeras etapas de la enfermedad, con pérdida de la memoria leve o moderada, escriben diarios en una página de Internet que les ayudan a mantener su vida en orden.

Chip Gerber era un trabajador social que trabajaba con personas de la tercera edad hasta que fue diagnosticado con Alzheimer de aparición temprana a los cincuenta y cuatro años. Cinco años después del diagnóstico testificó ante la Cámara de Representantes acerca de la necesidad de más investigación sobre el Alzheimer.

En su diario en línea llamado Mi Viaje (www.zarcrom.com/users/alzheimers/chip.html), Chip invita al lector a acompañarlo en su viaje a medida que explora sus sentimientos y trata de comprender lo que le ha sucedido y le sucede a él, a sus sueños, a sus metas, a sus éxitos y a sus fracasos. Les dice a los lectores: "Quizá, ustedes encontrarán aquí algo con lo cual se puedan identificar, algo de interés, algo que les ayude a superar los tiempos difíciles de la vida. Comparto con ustedes muchas experiencias cotidianas, risas y la esperanza en el mañana. Por favor acompáñenme en Mi Viaje. Vengan a viajar conmigo mientras ingreso al lugar de un largo adiós".

Información esencial

En BellaOnline (www.bellaonline.com), Sheryne Hanson le ofrece diarios en línea para la catarsis emocional. Otros sitios en Internet proporcionan servicios similares. En BellaOnline también podrá encontrar una lista de otros sitios que ofrecen espacio público para diarios. Algunos de esos sitios dan retroalimentación instantánea de otros escritores o formatos para diarios privados que le ayudan a organizar las ideas.

Podemos aprender mucho leyendo el diario de Chip, con su sabiduría amable y su humor sin pretensiones con el que se burla de su situación. Hay momentos tristes también, como cuando habla por teléfono con su anciana madre que también sufre de Alzheimer y a veces deja de hablarle y le cuelga el teléfono. Chip se imagina que ella ha partido en su propio viaje y que en otra ocasión se reencontrarán.

Despiertos y listos

El 7 de enero de 2003 Chip escribió acerca del despertarse esa mañana: "¡Estoy respirando y eso cuenta! Los gallinazos no revolotean todavía y yo no me he dado por vencido. Es posible que en este momento sólo ocupe espacio, pero que mañana me mueva un poco más. No me abandonen. Esto no termina hasta que termine".

Uno no puede hacer más que sonreír ante esta actitud y esperar que uno pueda fomentarla en la propia vida, sea que uno tenga Alzheimer o cuide a alguien que lo padezca. Salude el nuevo día y busque lo positivo donde pueda.

Usted puede ayudar a crear lo positivo cada día manteniendo flores frescas en la casa.

Abra las persianas y deje que entre la luz del día; abra las ventanas para mantener fresco el aire.

Las flores que crecen en las macetas y los comederos para pájaros contribuirán a alegrarle la mañana y a hacer sonreír a todo el mundo. Así que levántese, póngase la bata y pase al baño. No importa que lo haga lentamente.

La higiene matutina

Generalmente por la mañana, luego de despertar, hay tiempo para cepillarse los dientes y lavarse la cara. El baño o la ducha suelen tomar más tiempo y pueden hacerse después del desayuno. Usted puede acompañar a su paciente al baño y esperar allí en caso de que necesite algo, pero es importante dejar que la persona realice las tareas sencillas por sí misma mientras esté en capacidad de hacerlo.

La hora del desayuno

El desayuno es lo que todo el mundo quiere apenas se levanta. El grupo de personas entre los ochenta y los noventa años parece comer con regularidad y dependen de que se observen esos horarios. Trate de desayunar en la cocina o en la mesa del comedor. Algunos pacientes de Alzheimer se sienten bajos de ánimo por la mañana y es posible que pidan que se les lleve el desayuno a la cama.

Eso sólo refuerza la enfermedad.

Por lo general, usted puede alentarlos para que se levanten y así se sentirán mejor y más independientes.

Hecho

Los doctores Roy Walford y Richard Weindruch informan en sus varios estudios y trabajos que la restricción calórica es un método comprobado para asegurar la longevidad. Las investigaciones acerca de la restricción calórica a lo largo de setenta años han producido datos que confirman que, en todas las especies animales, menos calorías significan mejor salud y más longevidad. Los estudios de casos anecdóticos en los seres humanos confirman esta teoría.

Si usted ha seguido la sugerencia de preparar un cereal en la olla de cocción lenta, el desayuno los está esperando. Simplemente corte el banano y agréguelo al cereal con una o dos cucharadas de aceite de linaza y algo de leche. Si no desea comer cereal, los huevos, con tostadas, yogur y fruta o una bebida de proteína constituyen un desayuno nutritivo para comenzar bien el día.

Chip cuenta que generalmente amanece muy confundido y que el café es lo mejor para aclarar la mente. El café no es buena idea por la noche porque es un estimulante; demasiado café durante el día puede tener un efecto diurético y se pierde demasiada agua. Pero una taza por la mañana puede ser justo lo que necesita, siempre y cuando se tome suficiente agua durante el día.

Las actividades de la mañana

En el capítulo 13 hablamos del baño y el proceso de vestirse, los cuales vienen generalmente después del desayuno. Luego toca llenar la mañana con actividades que mantengan ocupada a la persona sin que se aburra ni se estimule en exceso. Pídale que le ayude con los oficios tales como levantar los platos de la mesa, lavar y secar los platos, barrer, limpiar el polvo y doblar ropa. Son tareas simples y pueden hacer que la persona se sienta útil.

Una vez terminado el oficio, si hace buen tiempo, es agradable pasar un rato afuera. Sentarse en el porche, pasear por el jardín o salir a caminar pueden ser actividades tranquilizantes y relajantes. La persona que padece Alzheimer sufre mucha ansiedad interna porque la enfermedad crea confusión la mayor parte del tiempo, por tanto es muy importante escoger actividades tranquilizantes hasta donde sea posible. Compartir ratos agradables, caminar de la mano y simplemente gozar de la compañía de la otra persona puede ser algo muy especial.

Después de la actividad física de la mañana, es necesario programar un tiempo de descanso.

Lo mejor es que la persona se siente en una poltrona o mecedora en vez de regresar a la cama.

Usted no debe fomentar las siestas ya que esto puede desajustar el sueño nocturno y mantenerlos levantados a todos.

Hora de almorzar

Preparar juntos el almuerzo es compartir tareas fáciles como echarle mantequilla al pan, cortar las verduras y poner la mesa. Recuerde que la mayoría de las personas con Alzheimer están acostumbradas a estar ocupadas y ser útiles.

Como cuidador, puede ponerse impaciente porque sabe que podría hacer las cosas más rápido. Pero no se trata de eso. Lo importante es fomentar la independencia y la confianza.

Información esencial

La mayoría de las personas interpretan la deshidratación y la necesidad de agua como hambre. Dado que el agua es vital para la salud, piense en ofrecer un vaso de agua fresca antes de un refrigerio o en lugar del refrigerio. El agua es esencial para todos los procesos metabólicos del organismo, ayuda a eliminar las toxinas, disminuye el estreñimiento y mantiene sana la piel.

El almuerzo, al igual que el desayuno, debe tomarse en la cocina o en el comedor, si es posible.

Colocar flores frescas en el centro de la mesa levanta el ánimo y suscitará comentarios.

Use servilletas de tela y no de papel, cubiertos buenos y vajilla de porcelana para hacer del almuerzo algo especial. Cuando alguien padece la apatía típica del Alzheimer, necesita motivación para comer.

Después de almuerzo, programe un descanso. Como cuidador, usted reconoce las señales de fatiga y sabe que es importante evitar el agotamiento ya que puede producir agitación.

Si se espera a que el agotamiento indique que es hora de descansar, es probable que la persona se duerma. Un descanso corto y relajante les devolverá la energía sin interferir con el sueño por la noche.

Criterios para las actividades de un paciente con Alzheimer

Los investigadores y cuidadores le han dedicado mucho tiempo a identificar las actividades que son benéficas en el caso del Alzheimer. Estas actividades deben aprovechar los recuerdos del pasado y no imponer nuevos aprendizajes; promover la confianza y la autoestima; compensar las habilidades perdidas y proporcionar contacto con otros y diversión. (Elizabeth Wright recomienda actividades para las personas con Alzheimer en el sitio Alzheimer's Outreach: www.zarcrom.com/users/alzheimers).

¡Alerta!

El Scrabble no es la mejor actividad para una persona que tiene problemas para recordar las palabras. La cestería no le parecerá agradable a alguien que pasó toda su vida en una fábrica. Y no espere que su abuela empiece a jugar cartas si nunca ha cogido una baraja en su vida.

Es muy útil conocer la historia del paciente para escoger actividades apropiadas. Como miembro de la familia, usted sabrá acerca de su trabajo, actividades de ocio, intereses recreativos y sociales, viajes, eventos importantes, religión y sentido del humor. Todo esto le ayudará a seleccionar las actividades adecuadas. Es también esencial averiguar lo que no le gusta y asegurarse de evitarlo.

Aproveche los recuerdos del pasado

Volver a realizar tareas que se hacían antes puede ayudar a disparar la memoria. Puesto que antes hemos lavado y secado platos, regado las matas y barrido miles de veces, cuando un paciente con Alzheimer comienza a hacer una de estas tareas la memoria a veces se dispara y les hace recordar muchas cosas. Esto los hace sentir bien y los mantiene ocupados mientras que usted se dedica a otra cosa. Por ejemplo, si usted sabe que la persona tocaba un instrumento musical, aliéntela para que lo haga.

Promueva la confianza y la autoestima

Esto no tiene tanto que ver con la tarea realizada en sí misma sino con que usted como cuidador le agradezca la ayuda y elogie el trabajo. Las tareas pueden ser muy sencillas, por ejemplo bajar el mercado del carro, ayudar a llevar las bolsas, empujar el carrito en el supermercado, alimentar a las mascotas y hacer otros oficios domésticos. Todos sabemos lo que un agradecimiento sencillo y sincero puede hacer para levantarnos el ánimo.

Información esencial

Ayúdele a su paciente de Alzheimer a compensar las habilidades perdidas. Por ejemplo, a la persona que va perdiendo la habilidad de hacer proyectos complejos de carpintería, ofrézcale proyectos usando láminas ya cortadas, con los huecos ya perforados, que puede obtener de un terapeuta ocupacional. A alguien que solía coser y tejer, propóngale proyectos más sencillos.

La vida de una persona que sufre de Alzheimer está llena de frustraciones y la incapacidad para comunicarse debido al deterioro de las funciones cerebrales. La persona que no padece la enfermedad apenas puede imaginarse lo aterrador que debe ser sentirse incapaz de interpretar los eventos cotidianos. El objetivo de las actividades positivas es contrarrestar ese sentimiento de fracaso que la persona siente cada vez que trata de decir una palabra, expresar un pensamiento o realizar una acción, con algo que sí pueda hacer.

Actividades de experiencia

Actividades como las visitas a los lugares de interés, la música y la danza no exigen memoria sino que se clasifican como entretenimiento. Aunque una persona goce de una experiencia y la olvide poco después, de todas maneras habrá gozado del momento mientras lo tuvo.

El contacto con bebés, niños y animales puede proporcionar dicha pura. El amor incondicional de un animal, el abrazo de un niño y el balbuceo de un bebé llegan directo al corazón.

Las experiencias sensoriales incluyen el día de spa, oler flores frescas o incienso y la aromaterapia. Elizabeth Wright dice que el sentido de movimiento y de ritmo se retiene más que otras habilidades. Por lo tanto, sentarse en una mecedora o en una hamaca son también actividades agradables.

Las mascotas proporcionan compañía

Es posible que usted ya tenga la fortuna de gozar de una mascota en su casa. Las mascotas, en particular los perros y los gatos, viven para ser amados. A cambio, ofrecen toda su atención y amor incondicional y reducen significativamente el estrés. Usted no tiene que hablarles ni sentirse avergonzado porque no recuerda lo que va a decir. A ellos no les importa eso. Sólo quieren que se les consienta y acaricie. También se dan cuenta cuando alguien está mal emocionalmente. Cuando un golden retriever ve a alguien que llora, se le sube encima a ofrecer su cariño.

Hecho

Pet Therapy, Inc. es una empresa inspirada por una visita a un hogar geriátrico. En 1996 cuando Kathy Alexander llevó su perrito a visitar a su suegro en un hogar geriátrico, se convirtió instantáneamente en una celebridad. Kathy se puso como meta "llevar sus adorables perritos a los hogares geriátricos para 'honrar a nuestros ancianos con su amor constante e incondicional'".

Ideas de actividades

Según su horario, usted querrá incorporar actividades que cumplan con los criterios descritos arriba. Aunque incluimos algunas, siéntase libre de ser creativo y proponer las actividades más adecuadas para su paciente de Alzheimer. Aunque éstas pueden realizarse por la mañana, por la tarde o en la noche, es mejor que las actividades físicas se hagan por la mañana o temprano en la tarde. Aquellas que requieran menos esfuerzo físico pueden dejarse para la tarde o la noche.

Si algunas de las actividades son para realizar afuera, si el clima lo permite, tanto mejor. Entre las actividades recomendadas está escuchar música, en la radio, en CD o en discos. Tenga disponible una buena selección para ponerla en cualquier momento. Su paciente puede tener una lista de favoritos y usted sabrá qué tipo de estado de ánimo desea suscitar con la música. Seguirle el ritmo a la música con los pies, cantar y bailar son actividades recomendables.

¿Y la televisión qué?

Como mencionamos anteriormente, la televisión no proporciona la suficiente estimulación cerebral como para ser clasificada entre las actividades terapéuticas, por tanto no dependa demasiado de ella. Recurra a la televisión para ver programas sobre la naturaleza, biografías, películas divertidas y deportes. Usted puede encargar videos a las compañías especializadas en temas adecuados para los pacientes de Alzheimer. En otras palabras, vean programas que hagan trabajar un poco al cerebro en vez de comedias superficiales.

¡Alerta!

Los estadounidenses pasan un promedio de treinta horas semanales viendo televisión, pero se quejan de no tener tiempo para hacer ejercicio. Investigadores de la Universidad de Harvard publicaron un estudio en los *Archives of Internal Medicine* en agosto de 2001, en el cual siguieron a un grupo de 40.000 hombres durante diez años. Los 1.000 hombres que desarrollaron diabetes eran los que veían más televisión más de cuarenta horas a la semana. Los que hacían ejercicio presentaron un riesgo 50% menor de desarrollar dicha enfermedad.

Los juegos de cartas contienen un elemento de actividad mental que es importante fomentar. Los acertijos con imágenes y los crucigramas son excelentes, pero si son demasiado difíciles podrían hacer que la persona se sienta frustrada e incapaz. Leer libros o escuchar a alguien que lee puede ser muy relajante; esta actividad estimula la imaginación ya que la persona va proporcionando las imágenes para las palabras escritas o escuchadas. Mirar fotos viejas puede ayudar a recordar y es una forma muy buena de compartir el tiempo.

Los recuerdos en casos de Alzheimer

Carmel Sheridan, en su libro *Reminiscence: Uncovering a Lifetime of Memories* (*El recuerdo: descubriendo una vida de memorias*), explica el poder del recuerdo. Dice que en la enfermedad de Alzheimer, los recuerdos del pasado generalmente son mucho más claros que los recuerdos de eventos recientes. Las conexiones que rigen la memoria de corto plazo son las primeras en dañarse. Señala que por lo tanto no es sorprendente que el recordar tenga un gran valor, especialmente en las etapas iniciales de la enfermedad.

Mucha gente cree que podría ser muy triste recordar el pasado cuando el futuro es tan negro, pero es todo lo contrario. Recordar los buenos tiempos del pasado le puede ayudar al paciente a infundirle esa confianza que tenía en el pasado a sus circunstancias actuales.

La señora Sheridan afirma que hay pocas actividades tan tranquilizantes para los pacientes de Alzheimer que hablar de las experiencias agradables del pasado. El proceso de recordarlas ayuda a estimular la función de la memoria y podría mantener activa la mente durante períodos más largos.

Aquí hay algunas sugerencias para hacer más significativa la experiencia del recuerdo:

- Haga de ella una actividad entre las dos personas.
- Use una foto u objeto como ayuda para la memoria.
- Mantenga a la mano otras ayudas para la memoria para estimular los recuerdos en silencio.
- No presione para que le cuenten las historias; simplemente fomente la experiencia.

Cómo planear una salida

Tener Alzheimer no debe impedirle a la persona hacer salidas durante el día. Bien organizadas, pueden proporcionar compañía, ejercicio, estimulación mental y relajamiento al mismo tiempo. Muchos tipos de salidas son apropiados y su éxito reside en la forma como se planeen y organicen.

Según el nivel de funcionamiento del paciente, usted decidirá si la salida será de una hora o de varias. Incluso los problemas difíciles como la incontinencia pueden solucionarse con pañales para adultos; pero si a la persona le da un ataque de agitación ante la idea de salir, entonces no salgan. La clave es la flexibilidad y la negociación.

La regla principal es no estimular en exceso al paciente con Alzheimer. Los eventos donde hay demasiada gente y mucho ruido, tales como los deportivos o musicales, o una ida al centro comercial a la hora pico, serían demasiado. Cuando decida ir a un lugar público o a un evento, asegúrese de que sea a las horas en que haya menos ruido y estimulación.

Para las salidas a un parque, al zoológico o a un museo, vale la pena llamar antes para saber si tienen sillas de ruedas disponibles. También es posible que usted ya haya alquilado una silla de ruedas para cuando la persona se canse durante una salida.

Tipos de salidas

Posiblemente es mejor empezar sus aventuras afuera con salidas más cortas para asegurarse una buena organización y para ver si la persona se siente cómoda. Estas salidas más cortas pueden ser a una tienda de mascotas o a una floristería, pueden ser una caminata por el parque local o el malecón. Pasar una o dos horas un sábado por la mañana en una venta de garaje puede ser muy divertido, especialmente si logran encontrar algunos tesoros. El aspecto más importante de estas salidas es que usted y su paciente pasen juntos un tiempo y gocen al estar por fuera de la casa.

Información esencial

Sacar a pasear al perro es la mejor forma de combinar la compañía, el aire fresco y el ejercicio. Los beneficios de esta experiencia incluyen un paso más ligero, más confianza, mejor digestión y, en general, mejor salud. Si el paciente puede ir solo, especialmente si el perro está entrenado para seguir una ruta particular, tanto mejor.

Salir a un restaurante, un zoológico, un acuario, los jardines públicos o un parque; caminar descalzo sobre la arena; hacer un picnic familiar o visitar una exposición de arte o un museo son actividades más largas pero pueden reducirse, si la persona no se divierte o se agita.

¿Y qué tal un crucero?

En la última década, los cruceros se han convertido en el destino vacacional y son perfectamente apropiados para una persona con Alzheimer leve, si va con varios acompañantes. Quizá la familia podría planear un viaje de manera tal que todos participen en la diversión y en el cuidado. Se podría hacer un ensayo en un ferry para verificar que el agua y estar confinados en un barco no van a ser un problema. Sin embargo, los barcos de crucero que navegan actualmente son tan grandes como ciudades y a menos que uno esté sobre la cubierta o mirando por la ventanilla, no se daría cuenta de que va navegando.

Capítulo 15

Chequeo diario de salud y enfermedades comunes

Es fundamental conseguir un diario de la salud para el chequeo diario. Si no lo consigue, hágalo usted mismo, elaborando una lista de las partes del cuerpo y las funciones que desea verificar en el lado izquierdo de la hoja. La lista debe incluir: piel, ojos, oídos, nariz, boca, pulmones, sistema digestivo, vejiga, extremidades y síntomas agudos. Haga columnas para cada día, de manera tal que una página registre los datos de una semana. Haga varias copias y así obtendrá su propio diario.

Visitas médicas de rutina

Casi todos los médicos que siguen la evolución de un paciente con Alzheimer programan visitas cada tres o seis meses para chequeos. El cuidador es el responsable de anotar estas citas, llevar al paciente, ayudar a describirle a médico el estado actual de salud del paciente, y luego explicarle al paciente las recomendaciones del doctor. Es decir, tendrá que hacer el papel de auxiliar de enfermería.

Recuerde que, como cuidador, su paciente y el médico dependen de usted. El doctor debe apreciar este hecho y estar dispuesto a responder cualquier pregunta que usted tenga. Cuando se trate de aceptar exámenes médicos o medicamentos recetados, será difícil que el paciente tome una decisión por lo cual usted y el médico deben escoger la mejor opción. No obstante, si hay otros miembros de la familia, es importante reunirlos para tomar la decisión.

Hecho

Según la Oficina de Informática Médica de la Universidad de la Florida, los pacientes mayores no siempre reportan todos sus síntomas. Por lo tanto, un buen médico debe hacer preguntas sobre las siguientes cinco áreas: 1) latrogénica (efectos secundarios de los medicamentos); 2) homeostasis deficiente (problemas de azúcar en la sangre); 3) inestabilidad (artritis); 4) deterioro intelectual e 5) incontinencia.

Cuando vaya a una cita médica, puede ser útil llevar su diario de medicamentos. Se trata de la lista de todos los medicamentos con el horario y las dosis, así como un espacio para marcar cuando se ha tomado la droga. También es útil llevar el diario de salud, donde se indican los síntomas que van evolucionando y preocupaciones que usted pueda tener.

El diario de medicamentos también le ayudará al farmaceuta a evaluar cualquier interacción entre las drogas. Como muchas personas mayores toman varios medicamentos, es importante que todos los médicos estén informados de todas las drogas recetadas o no recetadas, así como suplementos, que la persona tome.

Un diario de medicamentos debe incluir:

- El nombre de la droga
- Una muestra de la droga adherida junto al nombre
- La razón por la cual se toma ese medicamento

- La dosis
- Las veces al día que se toma esa droga
- Un cuadro diario para indicar mediante vistos buenos las veces que se toma la droga

Algunos expertos sugieren que si se toman varias drogas tres o cuatro veces al día, se haga un cuadro que marque las horas del día y enumere todos los medicamentos que deben tomarse a una hora específica. También se puede agregar la fecha en que se toma el medicamento.

La piel y cómo tratarla

A medida que envejecemos, la piel tiende a resecarse y a perder densidad y elasticidad, así como la capacidad para sanar cuando hay heridas. Tenga en cuenta el medio ambiente para el cuidado de la piel. Por ejemplo, si el aire es demasiado seco en el invierno, inmediatamente las manos se ponen secas y ásperas. Lo mismo sucede con el resto de la piel, lo que causa rasquiña y peladuras. Es importante usar humidificadores hasta que se note una pequeña cantidad de humedad en las ventanas.

Para evitar la piel seca, báñese en la tina en vez de ducharse. La ducha puede acabar con el manto ácido natural de la piel, mientras que en los baños de tina usted puede usar remedios simples para nutrir la piel. Algunos de los productos para la piel seca y pelada contienen avena; usted puede hacer su propio producto poniendo un cuarto de taza de avena en una bolsa de tela y exprimiéndola en la tina. Unas pocas cucharadas de vinagre de manzana pueden devolverle la acidez a la piel y unas gotas de aceite para baño pueden ayudar a humectarla. Usted puede usar más aceite si el paciente no desea que le aplique crema después del baño.

La comida también es importante para el comportamiento de la piel. Es sumamente importante tomar bastante agua. Ocho vasos de agua al día deben ser suficientes para mantener la piel hidratada y saludable. Los ácidos grasos esenciales que se encuentran en el aceite de linaza y de pescado o en los pescados grasos son necesarios para una piel fuerte y saludable. El zinc es un mineral importante para sanar las heridas y mantener sanas la piel y las uñas.

Los moretones

Como la piel de los ancianos tiene menos capas de células para recubrir los frágiles vasos sanguíneos cercanos a la superficie, son más susceptibles de moretones. Si usted tiene la piel delgada y se da un golpe con una mesa o un asiento, se le puede formar un gran moretón. Lo mejor es inmediatamente aplicar presión y frotar con hielo. A menudo la gente no se da cuenta y sólo ve el moretón más tarde.

Información esencial

El árnica, un medicamento homeopático, es un tratamiento valioso para cualquier tipo de lesión, dolor o moretón. Se puede adquirir en las tiendas naturistas en pequeños tubos que contienen unos glóbulos blancos. Coloque de tres a cinco glóbulos debajo de la lengua y déjelos deshacerse.

Los moretones pueden aumentar con el uso de varios medicamentos que interfieran con la coagulación de la sangre. Entre ellos están la aspirina, recetada por lo general como analgésico o como adelgazante de la sangre para proteger el corazón; la warfarina (Coumadin), un adelgazante de la sangre para las personas que han sufrido coágulos; los antiinflamatorios no esteroides como el ibuprofeno (Advil), el Nuprin y el naproxeno (Aleve), recetados para la artritis. Las drogas con cortisona tales como la prednisona y las cremas con cortisona fomentan los moretones al aumentar la fragilidad de los minúsculos vasos sanguíneos de la piel.

En agosto de 2003, el *Journal of Drugs and Dermatology* describió una serie de sustancias naturales que se usan para tratar la piel envejecida. Entre ellas están los derivados retinoides de la vitamina A, los alfahidroxiácidos, los antioxidantes y la vitamina E. Otros estudios demuestran que la vitamina E, la vitamina C y los bioflavonoides previenen y ayudan a curar el daño de la piel por exposición al sol. La ingesta adecuada de vitamina C evita el escorbuto; las primeras señales de una deficiencia de esta son las lesiones en la piel y los moretones.

Llagas

Es necesario inspeccionar la piel a diario, especialmente la que cubre las articulaciones. Si su paciente permanece largo tiempo sentado o recostado sobre una parte del cuerpo, la piel se puede rajar. Una vez que sucede, es difícil que sane. Quienes están en mayor riesgo son los pacientes confinados a una cama o silla de ruedas, que no pueden cambiar de posición sin ayuda. Esto puede suceder en las últimas etapas del Alzheimer.

¡Alerta!

Cuando se lanzó la Fundación Nacional de Decúbito (úlceras por presión) en 1998, el comunicado de prensa decía que "uno de cada diez pacientes de hospital, uno de cada ocho pacientes cuidados en casa y uno de cada cuatro pacientes en hogares geriátricos sufren llagas. Las estadías en los hospitales se prolongan cinco veces más que el promedio, lo cual constituye un inmenso desperdicio de recursos y de fondos. El sufrimiento de los pacientes es enorme y puede llevar a la muerte".

El halar o arrastrar a una persona para hacer que se siente, en lugar de levantarla, puede pelar más la piel y empeorar la llaga formada. Las llagas se originan porque la presión de estar sentado o acostado ha bloqueado los capilares en esa área, causando la muerte celular e incluso de los tejidos.

Etapas de las llagas

Una llaga en la primera etapa se caracteriza por un área rosada o roja que no se blanquea cuando se le hace presión con el dedo. También puede estar dura o esponjosa y su aspecto es diferente al del resto de la piel. Puede doler o rascar.

La segunda etapa consiste en una abrasión con ampolla o una ampolla reventada con una depresión poco profunda. La tercera etapa consiste en una lesión que se extiende a través de todas las capas de la piel; la úlcera es profunda y difícil de curar. En la cuarta etapa la llaga se extiende al músculo y al hueso, poniendo al descubierto tendones, órganos o articulaciones subyacentes.

La primera etapa puede curarse rápidamente quitándole la presión a la piel. Una persona no debe permanecer en la misma posición más de dos horas.

Si la incontinencia es un problema, son necesarios los cambios frecuentes de pañal para evitar que la humedad rompa la piel. La segunda etapa requiere el mismo tratamiento además de una crema antibiótica y vendajes suaves que deben ser consultadas con el médico. Ya en la tercera etapa se requiere hospitalización y puede tomarse un año para sanar. Si no recibe tratamiento médico, se pone peor y puede infectarse. La cuarta etapa es la más grave; la úlcera se extiende hasta los músculos, tendones y huesos. La herida duele tremendamente y por lo general está infectada y es casi imposible de curar. El dolor, la deshidratación y la infección son el preludio de la muerte.

Hecho

Según un informe de Medicare de agosto de 2002, el 9% de los residentes en hogares geriátricos en los Estados Unidos presentan llagas. No obstante, los estándares de los hogares geriátricos individuales pueden variar mucho. Por ejemplo, el porcentaje de residentes con llagas en el área metropolitana de Hollywood oscilaba entre 0 y 49%.

Prevención de las llagas

Todos los expertos en el tratamiento de las llagas están de acuerdo en que el mejor tratamiento es la prevención. Durante años se recomendaron los acolchados de piel de oveja y los colchones de espuma. Aunque son superiores a los colchones tradicionales, ofrecen sólo una protección mínima. Las personas que duermen sobre colchones normales o pasan mucho tiempo sentadas, deben cambiar de posición cada hora.

Se han estudiado los colchones médicos rellenos de aire y sí alivian la presión sobre las protuberancias óseas. Pero los talones están en mayor riesgo y es necesario elevarlos con un cojín debajo de la parte inferior de la pierna y no debajo de la rodilla, ya que esto puede cortar la circulación. Los cojines en forma de rosquilla no se recomiendan porque pueden aumentar la presión y cortar la circulación.

Otras recomendaciones incluyen dieta y ejercicio. Con el fin de curar o prevenir una úlcera por presión, se requieren nutrientes y proteínas. Si el paciente no come bien, tal vez sea bueno darle un suplemento nutritivo balanceado en polvo. Sin embargo, revise las etiquetas porque algunos productos contienen demasiada azúcar, lo cual demora la curación de la llaga. El consumo de agua también es importante: ocho vasos al día. El ejercicio ayuda a aumentar el flujo sanguíneo y acelerar la sanación. Incluso las personas confinadas en una cama puede hacer algunos ejercicios básicos.

Información esencial

Las úlceras por presión son más fáciles de prevenir que de curar. Entre los factores de riesgo están la condición física de la persona, la nutrición, la actividad, la movilidad, la fricción, la percepción sensorial, la incontinencia, la humedad de la piel, el nivel de conciencia y el estado mental. Incluso después de curar la úlcera por presión, la piel no se recupera completamente y el riesgo futuro de otra llaga aumenta significativamente.

El cuidado de ojos y oídos

Las fallas no detectadas en la visión pueden causar mayor confusión en alguien que sufre de Alzheimer. Los controles regulares con el oftalmólogo deben hacerse para descartar cataratas, glaucoma, degeneración macular y retinopatía diabética.

Es probable que la mayoría de los pacientes con Alzheimer usen algún tipo de anteojos, ya sea para ver de lejos o para leer. Es importante mantenerlos en buen estado y limpios. Es una buena idea tener otro par de anteojos de repuesto, ya que es fácil que se extravíen o se rompan. Si tiene un par de repuesto que le pueda dar al paciente inmediatamente, le evitará desorientación y confusión.

Un estudio sobre las enfermedades de los ojos

El Estudio sobre Enfermedades de los Ojos Relacionadas con la Edad (AREDS), concluido en 2001, fue una prueba clínica patrocinada por el Instituto Nacional de los Ojos, uno de los Institutos Nacionales de la Salud del Gobierno estadounidense (NIH, por su sigla en inglés). AREDS estudió la historia natural y los factores de riesgo de la degeneración macular y las cataratas relacionadas con la edad y evaluó el efecto de altas dosis de antioxidantes (como las vitaminas A, C y E) y zinc sobre la progresión de estas enfermedades.

Hecho

La edad es el mayor factor de riesgo para las deficiencias de la vista y la ceguera en los Estados Unidos. Las cataratas afectan a casi 20,5 millones de estadounidenses mayores. Cerca de 2,2 millones de personas han sido diagnosticadas con glaucoma y 2 millones más no saben que lo tienen. La degeneración macular avanzada deteriora la vista de más de 1,6 millones de estadounidenses mayores de sesenta años.

Los resultados promisorios del estudio demostraron que los altos niveles de antioxidantes y de zinc reducen significativamente el riesgo de degeneración macular avanzada relacionada con la edad, así como la pérdida de la visión asociada a ella. Dado que nadie sabe por qué aparece la degeneración macular, puede ser bueno preguntarle a su médico cuántas de esas vitaminas debe tomar para reducir el riesgo de adquirir esa enfermedad.

Cuidado de los oídos

La edad es un factor de riesgo para la pérdida de la audición y esta es la tercera enfermedad crónica más común en los ancianos. Aproximadamente 2 millones de estadounidenses son sordos y más de 28 millones tienen algún grado de pérdida de la audición debido a enfermedades del oído, afecciones del oído medio o un problema con el oído interno. El oído medio podría estar infectado, tener acumulación de cera o una perforación del tímpano; todo esto puede impedir la movilidad de los tres pequeños huesos del oído (el martillo, el yunque y el estribo), que mueven el tímpano para crear el sonido.

La sordera de los nervios ocurre cuando las células sensoriales del oído interno o cóclea se dañan reiterativamente. El daño ocurre debido a la edad, la exposición excesiva a ruidos fuertes o como efecto secundario de ciertos medicamentos. Los exámenes regulares de oído son importantes para alguien con Alzheimer dado que la disminución de la audición puede aumentar la confusión. Un audífono bien adaptado puede ser de gran ayuda para toda la familia.

Fosas y senos nasales

Los senos nasales pueden bloquearse con mucosa e interferir con el sueño profundo, así como causar ronquidos. Si el bloqueo es severo, puede causar dolor facial, dolor de cabeza y sinusitis. La causa más común de la mucosa en los senos es el exceso de lácteos y de azúcar en la dieta. Suprima los lácteos y el azúcar por dos semanas para ver si hay algún cambio. Añada bastantes lácteos y azúcares un día para ver el resultado. Usted encontrará que al ofrecer este tipo de alimentos sólo cada tres días los senos nasales se mantendrán desbloqueados.

Resfriados e influenza

Los resfriados y la influenza pueden ocurrir en cualquier momento del año, pero parecen aumentar cuando el clima se pone más frío. Pero no es tanto por el clima como el hecho de que la gente tiende a estar amontonada en espacios limitados, pasándose los gérmenes que causan los resfriados y la influenza. Si hay niños en la casa y van al colegio o a la guardería, pueden traer estas enfermedades a la casa. Aquí lo importante es mantener saludable a todo el mundo. Hay muchos remedios naturales que pueden usarse como preventivos o como tratamiento para reducir la duración de los resfriados y la influenza.

¡Alerta!

El oscillococcinum, un medicamento homeopático que se consigue en las farmacias y las tiendas naturistas en Francia, es el remedio principal para la influenza. En las pruebas clínicas redujo la duración y la intensidad de los síntomas de la influenza, entre ellos los escalofríos, la fiebre y los dolores corporales. Es seguro para usarlo con cualquier condición médica o medicamento. No se conocen contraindicaciones con otras drogas ni efectos secundarios.

La vitamina C, las pastillas de zinc, la tintura herbal de equinacea, el oscillococcinum homeopático, el saúco y el astrágalo son algunos remedios naturales que puede conseguir en la tienda naturista. La mayoría de ellos funcionan tan bien como los medicamentos para la gripa que venden en las droguerías y no tienen efectos secundarios. Algunos pacientes rotan varios de estos remedios y les dan a sus hijos una dosis todas las mañanas durante la época de los resfriados y la influenza.

¿Y la vacuna contra la influenza?

Hugh Fudenberg, M.D., antiguo director del Departamento de Inmunología Clínica y Microbiología en la Medical University de Carolina del Sur, ha publicado más de 850 trabajos en revistas especializadas. En septiembre de 1997, en una conferencia del Centro Nacional de Información sobre Vacunas en Arlington, Virginia, el doctor informó que en un estudio realizado entre 1970 y 1980, los individuos que habían recibido cinco vacunas consecutivas contra la influenza en esos diez años tenían un riesgo diez veces mayor de desarrollar la enfermedad de Alzheimer, que aquellos que habían recibido una o dos o ninguna vacuna. El Dr. Fudenberg defiende sus hallazgos. Esa mayor incidencia parece deberse a la presencia del mercurio y el aluminio en las vacunas contra la influenza, las cuales pueden causar disfunción cognitiva.

Boca, dientes y dentaduras postizas

La higiene oral es muy importante para tener dientes sanos. Los dientes son muy importantes para masticar bien la comida y comenzar el proceso digestivo. Esa necesario ir al odontólogo si hay separaciones entre los dientes, caries o enfermedad de las encías. Si los dientes o las encías están infectados, el mal sabor en la boca puede hacer que comer sea una experiencia desagradable. Si hay que poner calzas, no permita que se usen las de mercurio sino las resinas blancas.

Si su paciente usa dentadura postiza, sea consciente de que la pérdida de peso que puede presentarse durante el Alzheimer por la apatía para comer puede causar encogimiento de las encías y por ende dentaduras flojas. Las dentaduras mal ajustadas pueden causar úlcera en las encías.

Información esencial

Según la Asociación Dental Americana, es difícil reír, comer y hablar bien sin dientes; los músculos faciales se aflojan, haciendo que la persona parezca mayor. Incluso con las dentaduras postizas, las encías, la lengua y el paladar deben cepillarse todas las mañanas con un cepillo de cerda suave antes de ponerse la dentadura para estimular la circulación en los tejidos y ayudar a remover la placa.

El uso de la licuadora para hacer purés y las comidas más suaves sirve para que los alimentos pasen cuando no hay dientes. Asegúrese de servir comidas nutritivas. Por ejemplo, la falta de vitamina C puede causar escorbuto subclínico, que se presenta como encías sangrantes. Las encías enfermas indican mala nutrición en el resto del cuerpo.

Enfermedades pulmonares

La neumonía después de los resfriados, la influenza o la bronquitis es muy común en los ancianos. La mejor protección contra la neumonía es evitar los resfriados y la influenza.

Otra causa de la enfermedad pulmonar es la aspiración del contenido estomacal; esto puede suceder si la persona se acuesta boca arriba inmediatamente después de comer, la comida del estómago puede devolverse hacia el esófago y ser inhalada por el tubo bronquial y pasar al pulmón así la persona se atora y se asfixia por la comida que ha regurgitado. Para evitar que esto pase, mantenga la cama en posición elevada después de las comidas; no haga comidas grandes antes de acostarse y no tome demasiado líquido con las comidas.

¡Alerta!

El Centro Nacional de Estadísticas de la Salud de la CDC informó que en 1999 y 2000, el 1,5% de los pacientes cuidados en casa, o sea unos 20.300, tenían neumonía en el momento de la encuesta; y el 2,5%, unos 46.000 pacientes cuidados en hogares geriátricos, tenía neumonía. El número total de muertes causadas por neumonía en 2001 fue de 61.777.

La digestión y las infecciones de la vejiga

La náusea, los gases, la inflamación y el estreñimiento son síntomas comunes en los ancianos y particularmente en los pacientes con Alzheimer. El bajo nivel de ansiedad o la depresión leve que acompañan al diagnóstico de Alzheimer pueden hacer perder el apetito y llevar a la náusea. Algunas personas comen más cuando están alteradas, pero la mayoría siente un nudo en la garganta causado por al ansiedad y cuando come siente náusea.

Como cuidador puede tratar de alentar al ser querido tentándolo con manjares suculentos pero eso puede significar comidas dulces o grasosas. Estos dos tipos de comidas pueden causar más náusea y no son saludables. Las vitaminas B son necesarias para la digestión de la comida y ayudan a levantar el ánimo; pueden ser tomadas solas o como parte de un suplemento multivitamínico y de minerales. Estimule al paciente para que mastique bien y lentamente; no permita exceso de líquidos con las comidas. Si no se digiere bien la comida, podría pedirle al médico una enzima digestiva o comprarla en la tienda naturista local.

Información esencial

Para evitar el estreñimiento se debe tomar bastante agua entre las comidas y consumir mucha fibra en la dieta. Si persiste el problema, el polvo o las cápsulas de semilla de psyllium pueden ayudar, pero hay que tomar agua extra si se va a usar. El ejercicio regular también puede ayudar a la evacuación intestinal. Es posible que se necesite un ablandador de la materia fecal o cápsulas de senna.

Las infecciones de la vejiga son más frecuentes en las mujeres que en los hombres. Esto tiene que ver con la anatomía y la higiene. Si al limpiarse, las bacterias del colon entran por la uretra, pueden causar una infección. Un bidet sería una excelente idea para asegurar que toda la zona perineal se lave después de cada evacuación.

Para prevenir las infecciones de la vejiga, aliente a su paciente para que se tome ocho vasos de agua al día y dele jugo de arándano puro, cuya efectividad ha sido comprobada para las infecciones leves de la vejiga. El consumo de probióticos o acidophilus para la flora intestinal ayuda a fortalecer las bacterias buenas en los intestinos y a colonizar el perineo con bacterias buenas.

Extremidades

Examine los pies para ver si están fríos y si la piel tiene manchas rojas y azules. La mala circulación en las extremidades puede deberse a enfermedades coronarias y circulatorias, relacionadas con una dieta pobre y la falta de ejercicio. La solución obvia es reducir los carbohidratos refinados y las grasas y fomentar el ejercicio. Si su paciente de Alzheimer es diabético, debe prestarle especial atención a cualquier cortada o abrasión en los pies, especialmente aquellas en los talones causadas por el roce con las sábanas.

Capítulo 16

Seguros y asuntos financieros y legales

E stos son temas difíciles sobre los cuales escribir y leer, especialmente si usted no tiene un seguro, sus finanzas son limitadas y no puede darse el lujo de conseguir un abogado que le preste asesoría legal. Sin embargo, en el caso de la enfermedad de Alzheimer, una planeación realista del cuidado está centrada en esas cuestiones. Cuando usted sabe con qué recursos cuenta, puede tomar decisiones.

Tipos de seguros

Existen muchos tipos de seguros de salud y cubrimiento de discapacidades. Algunas personas ni siquiera se dan cuenta de lo que tienen hasta que revisan una lista de control: seguros de salud como parte de un paquete de empleo; cobertura sindical de salud; beneficios para veteranos; seguros de largo plazo y seguros de vida.

Es posible que usted tenga un seguro de salud privado que cubre todas sus necesidades. Si lo tiene, y decide ampliarlo o cambiarlo, asegúrese de no tener que esperar para que el cubrimiento se haga efectivo. Muchas pólizas de seguro no proporcionan cubrimiento de condiciones preexistentes hasta después de un año de haber sido adquiridas. Debe hacer que una persona con conocimiento de ese campo revise su seguro de salud cuidadosamente para asegurarse de que cubre la enfermedad de Alzheimer y descubrir cualquier vacío de cobertura. Si no tiene seguro, existen varios planes del Gobierno, pero se trata de un campo minado de información que tiene que ser cuidadosamente manejado y puede requerir ayuda.

Beneficios para empleados

Muchos trabajadores subutilizan su cobertura de salud porque no leen los detalles. Su póliza puede darle derecho a una licencia de enfermedad pagada o a beneficios por discapacidad de corto plazo. Los planes de pensión usualmente pagan beneficios completos a un trabajador discapacitado, incluso antes de la edad de jubilación.

Programa de prescripción de drogas

El seguro de salud puede cubrir o no drogas formuladas. En caso afirmativo es frecuente que exista un copago que usted debe hacer por cada prescripción. Dado que son muchas las personas mayores que no pueden pagar los precios en constante aumento, hay un fuerte debate respecto al cubrimiento del costo de sus drogas.

Seguro de discapacidad

Este seguro puede ser particular o ser una póliza relacionada con el trabajo. En general las pólizas se venden sobre la base de proporcionarle determinado porcentaje de su ingreso. Si se trata de una póliza particular, usted puede optar por pagar una cantidad mayor. Las pólizas manejadas por el empleador son deducibles de los impuestos. Las pólizas de discapacidad personal están exentas de impuestos.

Seguro de cuidados de largo plazo

Este es un tipo específico de póliza diseñada para cubrir hogares geriátricos o instituciones de cuidados extendidos. Usualmente cubre cuidado en la casa, cuidado diurno de adultos y cuidado de existencia asistida. Si usted ya tiene esta póliza, está cubierto de por vida. Una vez diagnosticada la enfermedad de Alzheimer, le será probablemente difícil, cuando no imposible, adquirir tal cobertura.

Seguro de vida

Una póliza de vida ya existente puede proporcionar una fuente importante de ingresos para cubrir los costos específicos de los cuidados de salud. La mayoría de las compañías hacen préstamos contra el valor de la póliza para ser utilizados en los gastos de cuidados de salud a largo plazo.

Aspectos financieros de la enfermedad de Alzheimer

El diagnóstico de la enfermedad de Alzheimer impone la abrumadora realidad de que probablemente usted no podrá continuar trabajando por muchos años más. Sus pensamientos se disparan inmediatamente en torno a la preocupación de cómo podrá pagar los costos de futuros cuidados. Se pregunta qué tan costoso es el cuidado de la enfermedad y cuánto tiempo vivirá. ¿Tendrá que depender del apoyo económico de su familia? Son cuestiones perturbadoras, pero una vez empiece a hablar de ellas con sus familiares y amigos y encuentre redes de apoyo, podrá hacer planes financieros para el futuro.

Es posible que usted tenga un seguro de discapacidad que le proporcione un ingreso regular. Puede haber hecho planes de jubilación y contar con un ingreso, ya sea a través de su sitio de trabajo o de pensiones voluntarias, anualidades, bienes de inversión (acciones y bonos, cuentas de ahorro, finca raíz) o bienes personales (joyas y obras de arte). Si tiene casa propia, el dinero de la venta puede ser invertido o puede adquirir una hipoteca. Si sus bienes son limitados, existen recursos financieros disponibles a los que puede acceder a través de organizaciones gubernamentales de asistencia u organizaciones comunitarias.

Su banquero, la persona que maneja sus ahorros de jubilación o un analista financiero, junto con un familiar o amigo de la familia conocedores del tema, pueden ayudarle a crear un cuadro financiero de su futuro. Con su apoyo, usted deberá considerar los siguientes gastos de cuidado de la salud: visitas recurrentes al médico, medicamentos formulados, servicios de cuidado en la casa y posiblemente cuidado en un hogar geriátrico. También deberá decidir quien manejará sus finanzas cuando usted ya no pueda hacerlo.

Las finanzas son un asunto privado

Es posible que usted nunca antes haya compartido con sus hijos información confidencial acerca de sus finanzas, esto puede hacerlo sentir más vulnerable y con menos control de la situación. Pero, si ya se ha sentado con su familia, les ha contado sobre su diagnóstico y ha empezado a discutir el futuro, el paso obvio es discutir las finanzas. Es posible que sus hijos estén a la altura del reto y reafirmen su disposición de apoyarlo y cuidar bien de usted durante su enfermedad.

Después de una discusión general sobre finanzas con su familia, el siguiente paso es sentarse con la persona designada para revisar toda su documentación financiera: papeles bancarios, su declaración de renta del año anterior, bonos de ahorro de jubilación, pólizas de seguros, papeles de beneficios pensionales, información sobre seguridad social. Mejor si tiene todos en un mismo lugar; si no, tiene que reunirlos y evaluarlos. Puede incluso descubrir tesoros largamente olvidados, tales como escrituras de propiedad o acciones que pueden valer una buena suma. La revisión de todos estos documentos lo ayudará a clarificar qué posee y qué necesita organizarse.

El asesor financiero

Una vez usted y su familia hayan trabajado en la documentación financiera, es momento de sentarse con un profesional que trabaje en el campo de cuidados para los mayores. Un planeador financiero, un planeador de propiedad raíz o su banquero tendrán información sobre apoyo económico para personas con la enfermedad de Alzheimer. Su banquero podrá también aconsejarle sobre el pago directo de facturas y el depósito directo de ingresos, incluyendo sus cheques de la seguridad social.

Financiación de alojamiento a largo plazo

El aspecto más costoso de la enfermedad de Alzheimer es su alojamiento futuro. Con esta enfermedad uno sabe que no podrá vivir solo. Usualmente la familia hace lo que puede para responder a sus necesidades por el mayor tiempo posible, mediante el cuidado en la casa. Entonces, es cuestión de informarse sobre el costo de los cuidados domiciliarios y de los hogares geriátricos, para planear adecuadamente.

Un consultor financiero conocedor le aconsejará qué hacer con los bienes familiares, pues estas cuestiones legales deben ser investigadas antes de tomar cualquier decisión.

Aspectos legales de la enfermedad de Alzheimer

Mientras organiza su información financiera, conviene que ponga sus papeles legales en orden también. Estos incluyen su testamento, una declaración de voluntad en vida e instrucciones sobre cómo desea que evolucionen sus cuidados.

El derecho de adultos mayores es un campo en crecimiento, usted debe escoger un abogado familiarizado con cuestiones relacionadas con la enfermedad de Alzheimer. El miembro de la familia que le ayuda a ordenar sus asuntos financieros y legales debe estar presente en todas las reuniones con su abogado.

Cómo planear el futuro

La planeación de cuidados futuros empieza a evolucionar una vez usted comienza a recopilar sus papeles financieros, legales y de seguros. La planeación legal y financiera debe iniciarse tan pronto como sea posible una vez hecho el diagnóstico. Explorar prontamente las opciones de cuidados le dará la tranquilidad y la seguridad de saber qué le aguarda en términos de cuidado de la salud y disposiciones de vida.

Directivas anticipadas

Son documentos que generan obligatoriedad legal y le permiten establecer sus preferencias respecto a tratamientos y cuidados, en curso y en el futuro.

Tener la posibilidad de ejecutar instrucciones con anticipación es uno de los mejores argumentos a favor de un diagnóstico temprano. El síntoma principal de la enfermedad de Alzheimer es la pérdida de la memoria y de la habilidad para razonar y tomar decisiones apropiadas. Tomarse el tiempo de crear sus directivas anticipadas le permite asumir sus propias decisiones respecto a cómo quiere que evolucionen sus cuidados y quién estará a cargo de ellos y de sus finanzas.

Entre otras, están las siguientes directivas anticipadas:

* Un poder general
* Un delegado para el cuidado de la salud

- Un testamento
- Una declaración de voluntad en vida
- Una orden de no resucitar

Poder general

Un poder general es un documento por el cual usted autoriza a alguien para que actúe legalmente en su nombre, de modo que las acciones de esa persona serán consideradas acciones suyas. Dicha persona es nombrada por usted y será denominada como su agente. Tarde o temprano, usted deberá decidir a quién va a nombrar. Usualmente se escoge un miembro de confianza de la familia o un amigo. Sin embargo, para prevenir roces en el futuro, es preferible que todos en la familia estén de acuerdo con la elección. Además, involucrar a la familia desde el principio puede ser importante para la dinámica familiar y para asegurarse de que todos compartan la responsabilidad de las decisiones y el apoyo requerido para su cuidado.

¡Alerta!

El mayor de sus hijos puede sentir que tiene "derecho" a ser quien recibe el poder general y quien se encargará de sus finanzas. Sin embargo, si no brilla por tomar decisiones financieras inteligentes, no es la persona que usted necesita.

El término "poder general vitalicio" significa que su representante continuará actuando en su nombre cuando usted ya no esté en condiciones de tomar sus propias decisiones. Esto es muy importante en el caso de la enfermedad de Alzheimer, porque usted no querrá que los recursos sean bloqueados, si no hay quien firme cheques o deposite su ingreso. El poder vitalicio le permitirá a su representante tomar todas las decisiones concernientes a su salud. Para que el poder sea vitalicio, debe establecer en forma explícita que seguirá vigente cuando usted esté incapacitado.

Delegado para el cuidado de la salud

La persona que toma las decisiones concernientes al cuidado de su salud cuando usted no puede hacerlo se llama un delegado del cuidado de la salud. Es alguien, por lo general un miembro de la familia, que usted nombra legalmente para realizar esa tarea, cuando todavía es una persona competente. Existe un formato estándar que se firma ante dos testigos, en el cual usted designa a la persona y registra las opciones específicas de cuidado de la salud que usted desea. Por ejemplo, puede anotar si no desea ninguna cirugía, alimentación intravenosa, un respirador o resucitación. Si no tiene un delegado para el cuidado de la salud, su médico puede verse obligado a utilizar procedimientos médicos y quirúrgicos que usted rechazaría, si pudiera hacerlo.

El delegado para el cuidado de la salud sólo entrará en acción cuando su médico constate que usted ya no puede tomar decisiones. Es diferente del poder general, que es una autorización para que alguien tome decisiones financieras en su nombre. Un declaración de voluntad en vida es otra forma de dar a conocer sus deseos en cuanto a cuidados de salud, mediante un documento firmado en el que declara sus decisiones respecto a resucitación, sistemas de soporte vital y otras medidas de rescate.

Testamento y orden de no resucitar

Si es un adulto mayor, es posible que usted quiera cambiar su testamento, dado que sus circunstancias han cambiado. Un testamento es un documento creado por usted en el que nombra un albacea para que maneje sus bienes después de su muerte; también nombra beneficiarios que compartirán sus bienes de acuerdo con sus deseos. Usualmente el albacea se conoce antes de que el testamento sea leído después de su muerte y frecuentemente es la misma persona que le ha ayudado a manejar sus finanzas en vida.

Una declaración de voluntad en vida es una instrucción anticipada formal, que establece sus preferencias en cuanto a futuras decisiones de cuidados médicos, especialmente las relativas a la utilización de sistemas artificiales de mantenimiento de la vida. Si su decisión es no recurrir a estos en su caso, tiene derecho legal de limitar o prohibir el uso de respiradores mecánicos, resucitación cardiopulmonar, antibióticos, sondas de alimentación e hidratación artificial.

Información esencial

En nuestra sociedad, hemos llegado a asociar cada vez más el final de la vida con hogares geriátricos, hospitales y sistemas de mantenimiento de la vida con sondas que entran y salen por cada orificio del cuerpo. Sin embargo, no tiene que ser así. Una combinación inteligente de cuidado en unidades de atención para pacientes terminales, voluntades de vida, delegados para el cuidado de la salud e instrucciones de no resucitar les proporcionan a las personas una alternativa al final de sus vidas y la posibilidad de una muerte digna.

Inventario de bienes

Saber con qué se cuenta es importante al iniciar la planeación de cuidados. Un inventario de bienes le puede proporcionar un cuadro de recursos disponibles y confiables para efectos del cuidado continuado. Este inventario incluye:

- Seguro de salud, incluyendo cuidados a largo plazo
- Ingresos y activos: seguridad social, pensión y otros ingresos de jubilación, ahorros, inversiones y finca raíz
- Recursos comunitarios: programas locales y nacionales
- Familiares y amigos
- Ambiente doméstico
- Capacidad del paciente con Alzheimer para cuidar de sí mismo

La evaluación de las necesidades de cuidados es usualmente implementada por los servicios sociales a través de la remisión que hace el médico. Una enfermera especializada en cuidados domésticos evaluará la capacidad del paciente de Alzheimer para cuidar de sí mismo, el grado de adecuación del ambiente doméstico, los recursos de la familia y de los amigos. Al comienzo el cuidado requerido puede ser mínimo, pero con el tiempo se requerirá más y el plan debe tenerlo en cuenta.

Cómo definir las opciones

La planeación de cuidados real empieza cuando se cuenta con las directivas anticipadas, se ha organizado el inventario de patrimonio y se han evaluado las necesidades de cuidado. Jackson recomienda enfocar la planeación a corto y largo plazo. Este enfoque tiene sentido porque usted necesita manejar las necesidades inmediatas al tiempo que planea para el futuro. Con el paso del tiempo, el futuro implica evolución y cambio. Resulta útil "esperar lo mejor, pero planear para lo peor", porque la enfermedad de Alzheimer es progresivamente debilitadora.

Al planear para lo "peor" usted admite que en algún momento puede tener que llevar a su ser querido a un hogar geriátrico. El costo de estos hogares puede ser subsidiado, pero los privados pueden significar exorbitantes cifras mensuales. Conocer estos costos puede ayudarle a centrarse en la búsqueda de soluciones que le permitan mantener a su ser querido en casa tanto tiempo como sea posible y utilizar el apoyo de la familia y la comunidad.

Capítulo 17

El cuidado fuera de casa

La meta de la mayoría de las familias que tienen un pariente con la enfermedad de Alzheimer es mantener a su ser querido en casa por el mayor tiempo posible. Sin embargo, a medida que la enfermedad progresa es posible que usted necesite proporcionar cuidado las 24 horas del día. Tal vez física, emocional y económicamente usted no pueda enfrentar ese reto. Y no debería tener que hacerlo. El planear un cuidado a largo plazo desde ahora puede ser un gran alivio para todos y así evitar que su ser querido piense que va a ser una carga o tenga que preguntarse cómo pasará el resto de sus días.

El largo camino hacia el cuidado a largo plazo

El cuidado crónico de la enfermedad de Alzheimer precede al cuidado a largo plazo. Desde el comienzo, usted ha proporcionado cuidado crónico a su ser querido; ese cuidado, que consume cada vez más tiempo, se ha visto ocasionalmente interrumpido por episodios agudos de la enfermedad que han requerido una visita del médico o incluso hospitalización. Las infecciones de la vejiga, la neumonía o una mala caída siempre requerirán atención inmediata. Sin embargo, como ya lo hemos mencionado, la mayor parte del tiempo se emplea en cuidado personal diario, apoyo, compañía, supervisión de actividades y ejercicio, administración de medicamentos y tareas domésticas diarias: preparación de alimentos, compras, limpieza y lavado de ropa.

Centros de cuidado diurno para adultos

En el proceso de proporcionar cuidado, usted puede haber optado por un centro de cuidado diurno para adultos, dejando a su pariente mientras usted va al trabajo, en una unidad que ofrezca un programa de cuidados especializados. Puede utilizar servicios a domicilio: comidas, ayuda doméstica por días y enfermeras por días para ayudarle con el peso de los cuidados y la responsabilidad. Incluso la coordinación de estos servicios requiere planear y organizar el ajetreado día de un cuidador.

Los centros de cuidado diurno para adultos les proporcionan a las personas con la enfermedad de Alzheimer la oportunidad de socializar con amigos, al tiempo que les ofrecen un relevo a sus cuidadores. Algunos cuidadores, sin embargo, tienen que recurrir al cuidado diurno de adultos para continuar trabajando en sus empleos de tiempo completo. Tal como lo hacen con sus hijos, los hijos adultos de un padre con Alzheimer lo dejan en el centro de cuidado diurno y se van a trabajar, recogiéndolo después del trabajo y llevándolo a casa para continuar cuidándolo.

En un sitio de cuidado diurno de adultos los participantes pueden recibir también servicios de salud y servicios terapéuticos de acuerdo con sus necesidades. Algunos centros tienen servicios específicos para pacientes con demencia, es decir, pueden ofrecer actividades y ejercicios que ayudan a mejorar las destrezas cognitivas y la condición física de sus pacientes. Otros centros atienden a una población más amplia y pueden ser menos sensibles respecto de las necesidades de quienes padecen Alzheimer.

Un día típico en un centro de cuidado diurno de adultos puede incluir lo siguiente, de acuerdo con las necesidades y habilidades individuales:

- Cuidado supervisado
- Actividades de reminiscencias, estimulación sensorial, música y arte
- Actividades intergeneracionales con visitas de niños y adolescentes
- Comidas nutritivas
- Transporte
- Administración de casos
- Recreación y ejercicio
- Cuidados de enfermería
- Educación
- Consejería familiar
- Asistencia para las actividades de la vida diaria
- Terapias físicas, ocupacionales y de lenguaje

La evaluación de la opción apropiada

A veces es posible tener a su ser querido en la casa hasta que requiera la atención y los cuidados de un hogar geriátrico. Pero usualmente no sucede así. Por lo general se pasa por una serie de cuidados y centros de cuidado que responden a las necesidades de su pariente en una determinada etapa de la enfermedad pero no en otra.

Encontrar un centro adecuado, de buena reputación, compatible con sus recursos económicos y en su lugar de residencia puede ser difícil y requerir la ayuda de profesionales de la salud.

Una evaluación de necesidades de cuidado, realizada por un profesional calificado, ayuda a evitar una elección inapropiada. Si su ser querido todavía es sociable y tiene movilidad, no se sentirá contento en un hogar geriátrico donde no pueda tener interacción con otros residentes. Si ya no puede cuidar de sí mismo, no estará adecuadamente atendido en un centro de cuidados limitados.

Otro aspecto que debe ser evaluado cuando se escoge el tipo de cuidado a largo plazo es la seguridad. Un paciente que padece la enfermedad de Alzheimer y es fumador corre un alto riesgo de daño físico, al igual que los pacientes que deambulan y los que están en la etapa en que no pueden usar una estufa correctamente. Estas personas requieren más supervisión, incluso cuidado las 24 horas del día.

Unidades de cuidado para pacientes con enfermedad de Alzheimer

Los tipos de unidades de cuidado que su pariente puede requerir en forma secuencial incluyen: hogares de jubilados con programas de existencia asistida, residencias certificadas de cuidado residencial, unidades dedicadas al cuidado de pacientes con la enfermedad de Alzheimer y hogares geriátricos.

Como ya se mencionó, la persona que padece de Alzheimer pasa por diferentes etapas en las que necesita distintos cuidados. La unidad que usted escoja debe proporcionar el nivel de cuidado requerido en el momento.

Hogares de jubilados con programas de existencia asistida

Este tipo de residencia tiene programas de cuidado a cargo de personal certificado, los cuales son adecuados para personas en la primera etapa de la enfermedad de Alzheimer, con síntomas de confusión y pérdida de la memoria de corto plazo. También puede ser la alternativa más apropiada para parejas en las que el cónyuge sano es independiente y se hace cargo del cuidado de su compañero en la etapa inicial de la enfermedad. La evaluación de necesidades de cuidado permitirá determinar si una unidad residencial es o no apropiada inicialmente. A medida que los síntomas progresan, esa unidad residencial de cuidados puede ser inadecuada.

Si usted y su pareja desean ingresar a una residencia de jubilados, deben asegurarse de que el programa integre residentes independientes y residentes necesitados de asistencia. El alojamiento usualmente consiste en un apartamento pequeño con todas las comodidades. Es posible que tengan la opción de registrarse para servicio de comedor y usualmente se ofrecen actividades grupales.

Algunos hogares de jubilados tienen una sección separada dedicada a los residentes que necesitan asistencia, pero en otros no hay segregación. Parece ser, sin embargo, que la mayoría de las residencias de jubilados cuentan con algún tipo programas de existencia asistida, lo cual aumenta el atractivo que tienen para los adultos mayores discapacitados y las familias que buscan alojamiento para sus parientes.

Cuidados ofrecidos

Usted tendrá que evaluar cuidadosamente y hacer preguntas sobre lo que cubren los cuidados. Todos hemos oído casos de personas a las que se alojó mientras no tuvieron incontinencia y debieron abandonar el lugar cuando ésta se presentó. Como lo especifican detalladamente algunos consejeros, lo que usted necesita es asistencia para bañarse y vestirse, cuidados para manejar la incontinencia (urinaria e intestinal) y atención de requerimientos dietéticos especiales.

Los servicios expertos de enfermería no están cubiertos, ni siquiera permitidos, y no son ofrecidos por las residencias de jubilados. Si se requiere, por ejemplo, cuidado agudo o crónico de una colostomía o inyecciones de medicamentos, estos tienen que ser prescritos por el doctor de la residencia y administrados por una agencia externa de salud domiciliaria certificada a medida que se necesiten. De lo contrario, el residente tendría que ser admitido inmediatamente en un hogar geriátrico donde pueda recibir cuidados de enfermería profesional. Permitir la intersección de los dos sistemas, residencia de jubilados y cuidado de la salud a domicilio, proporciona un cierto grado de independencia.

Unidades de existencia asistida

Una residencia de existencia asistida combina alojamiento, servicios de apoyo personalizado y un cuidado de la salud diseñado para satisfacer las necesidades cambiantes de las personas que requieren ayuda con las actividades de la vida diaria. Los trabajadores del cuidado de la salud que entienden el comportamiento deambulatorio y pueden supervisar varias personas a la vez hacen de estas unidades una fase importante en la secuencia de soluciones de cuidados requeridos.

Las unidades de existencia asistida, usualmente más pequeñas que las residencias de jubilados, están organizadas para proporcionar un amplio rango de servicios para adultos mayores que ya no pueden vivir solos. Generalmente ofrecen apartamentos individuales modificados con adaptaciones especiales para discapacitados: puertas amplias para sillas de ruedas, pisos de baldosa, duchas a las que puede entrar un cuidador y timbres de emergencia que se accionan halando una cuerda.

Algunos de los servicios habitualmente proporcionados en las unidades de existencia asistida son:
- Tres comidas diarias servidas en un comedor común
- Servicios de limpieza doméstica
- Transporte
- Asistencia para comer, bañarse, vestirse, ir al baño y caminar
- Acceso a servicios médicos y de salud

- Personal y seguridad disponibles 24 horas
- Sistemas de llamada de emergencia en cada apartamento
- Programas de ejercicio y promoción de la salud
- Manejo de medicamentos
- Servicios de lavandería personal
- Actividades sociales y recreativas

Las residencias de jubilados empezaron a adquirir importancia cuando las familias nucleares con padre y madre trabajadores empezaron a tener problemas para pagarle a alguien que se quedara en la casa cuidando a los padres o los abuelos. Con el aumento creciente del número de adultos mayores y de sus discapacidades, la existencia asistida se convirtió en una característica adicional de los hogares de jubilados.

Costos y responsables del pago de la existencia asistida

El costo de la existencia asistida varía según el tipo de residencia, el tamaño de la habitación y los servicios requeridos por los residentes. Usualmente, los residentes cubren los costos con sus pensiones, seguros, seguridad social o aportes de sus familias.

Algunos residentes cuentan con programas propios de ayuda financiera, pero es prudente advertir que la ayuda gubernamental para este tipo de cuidados es limitada.

Hogares certificados de cuidado residencial

Este es un tipo de unidad de existencia asistida que ofrece cuidados para pacientes en etapas moderadas y severas de la enfermedad de Alzheimer. Generalmente está instalada en una casa y tiene hasta seis residentes que reciben atención las 24 horas del día. El cuidado residencial se define como un servicio no médico proporcionado por cuidadores, ya sea en la residencia de una familia, en una residencia de jubilados o en un hogar geriátrico.

Al igual que en el caso de los hogares de jubilados, a las unidades de cuidado residencial no se les permite proporcionar servicios expertos de enfermería, pero ofrecen todos los demás cuidados asistenciales incluyendo ayuda para bañarse, vestirse e ir al baño y cuidados en casos de incontinencia urinaria e intestinal. Puesto que la enfermedad de Alzheimer no produce discapacidad física en sí, los cuidadores entrenados pueden responder a la mayoría de las necesidades y los pacientes no requieren asistencia de enfermería. El único inconveniente posible se presenta en el caso de personas que requieren actividades y estimulación, pero esto puede solucionarse estableciendo enlaces con los programas de cuidado adulto diurno de los recursos comunitarios.

Unidades dedicadas al cuidado de pacientes con la enfermedad de Alzheimer

Este tipo de unidad, especializada en cuidado de la demencia, puede ser la requerida para personas en la etapa severa de la enfermedad, las cuales presentan comportamientos agresivos. No se trata de un hogar geriátrico, sino más bien de una unidad de cuidado residencial certificada. El personal de estas unidades tiene más experiencia en trabajo con pacientes que padecen demencia.

Hogares geriátricos

El mejor lugar final de descanso para un ser querido reducido a permanecer en la cama puede ser la casa. Su cuidado es exigente, pero tal vez menos que el requerido cuando se presentan impulsos deambulatorios y comportamientos agresivos o peligrosos. La alternativa para la etapa final de los pacientes con la enfermedad de Alzheimer es un hogar geriátrico. El más apropiado para alguien que se encuentra en los estadios avanzados y terminales de la enfermedad es un hogar geriátrico que cuente con un programa de cuidado especialmente diseñado para esta enfermedad.

Unidades de cuidados terminales

Estas unidades ofrecen servicios de cuidado compasivo en la etapa final de vida de las personas con enfermedades terminales. Con frecuencia son instalaciones residenciales pequeñas en las cuales el tratamiento está orientado a proporcionar bienestar. Se administran medicamentos para manejar el dolor y aliviar los síntomas. Sin embargo, este tipo de servicio puede ser proporcionado también en la casa del paciente, en un hospital, en un hogar geriátrico, en una unidad de existencia asistida o donde el paciente resida.

La meta de la unidad de cuidados terminales es proporcionarles a las personas la mayor comodidad posible en las etapas finales de la enfermedad de Alzheimer, así como dar apoyo emocional y espiritual a los enfermos y sus familias. El equipo de la unidad puede incluir un director médico, el médico del paciente, enfermeras, trabajadores sociales, consejeros, clérigos y auxiliares de salud. Las reuniones regulares del equipo aseguran que cada paciente reciba el mejor cuidado y que uno de los miembros esté siempre disponible para responder a las familias.

Por definición, los servicios de este tipo de unidad son sólo para pacientes terminales. Para ser aceptado se requiere reunir los siguientes criterios:

- Presentar un diagnóstico médico de etapa final de la enfermedad de Alzheimer con seis meses, o menos, de vida
- Consentimiento de la familia
- Presentación, por parte de la familia, de un delegado para el cuidado de la salud o una declaración de voluntad en vida firmada por el paciente
- Si no hay delegado para el cuidado de la salud o declaración de voluntad en vida disponibles, la familia debe proporcionar evidencia clara y convincente de que los deseos de la persona enferma respecto a tratamientos extraordinarios, tales como resucitación y alimentación vía sonda, son conocidos.

Capítulo 18

La prevención de la enfermedad de Alzheimer

Investigadores de las universidades de Yale y Miami estudiaron personas mayores de cincuenta años y sus opiniones sobre el envejecimiento. Aquellos que veían el envejecimiento como una experiencia positiva vivían en promedio 7,5 años más. No fue un estudio específico sobre la enfermedad de Alzheimer, pero probablemente resulta cierto en todos los casos. Simplemente, el mirar el lado positivo de una experiencia negativa parece ayudarnos a enfrentarla dándonos acceso a más energía, menos limitaciones físicas y menos dolor a medida que envejecemos, lo que aumenta el tiempo de vida.

La toma de decisiones

Tenemos la alternativa de ser optimistas o pesimistas. Los investigadores del estudio de Yale concluyeron que el optimismo es la píldora mágica. Lo que dijeron es que los optimistas tienen motivación para hacer cosas positivas para su salud. Eso significa que hacen más ejercicio, tienen una dieta más saludable, buscan consejo médico y lo siguen y cuidan mejor de sí mismos que los pesimistas.

Sobre alternativas, en enero de 2003, Richard H. Carmona hizo la siguiente afirmación: "A mi modo de ver, no podemos seguir dándonos el lujo, como sociedad, de tolerar las pobres opciones que nos ha dejado esta tremenda enfermedad, con su enorme carga de daño y sus altos costos. En términos económicos, atravesamos una crisis del cuidado de la salud. Todos tratan de decidir cómo pagar un diagnóstico y un tratamiento. Somos una sociedad orientada al tratamiento. Esperamos a que las personas se enfermen. Recompensamos a los cuidadores que hacen cosas extraordinarias y muy costosas para salvar a alguien que años atrás habría podido tomar decisiones para prevenir lo ocurrido".

Conciencia de la enfermedad de Alzheimer

Aunque un significativo porcentaje de la población tendrá la enfermedad de Alzheimer cuando llegue a la edad de ochenta años, proporcionalmente son pocos los adultos que dicen tener alguna inquietud personal respecto a la enfermedad. Y no es que no sepan acerca de ella, porque la mitad de los encuestados conocían personalmente a alguien con la enfermedad.

La negación

Parece haber un elemento de negación en juego y es comprensible, ¿por qué preocuparse acerca de algo que usted sabe que no puede cambiar? ¿Cómo puede superarse la negación para hacer que las personas tomen conciencia de la enfermedad y que existen acciones comprobadas que permiten prevenirla o reducir el riesgo de adquirirla?

Sin embargo, hay una gran contradicción presente en la confrontación de la medicina moderna contra la intervención en los estilos de vida. Al tiempo que la medicina "promete la píldora mágica" que curará la enfermedad, existe la convicción creciente de que tenemos que cuidar más nuestro cuerpo porque realmente no existe una "píldora mágica". Quizá dentro de 200 años habrá "algo mágico", pero no lo hay ahora.

La realidad de nuestro estilo de vida

La realidad es que nosotros labramos nuestro propio destino. Todos conocemos las cosas "malas" que hacemos en la vida: insuficiente ejercicio; demasiada azúcar; muchas gaseosas; demasiados bizcochos, tortas, galletas y dulces; demasiada comida frita; demasiado peso. Entonces ¿por qué nos sorprendemos cuando tenemos demasiado colesterol? Pero ¿por qué preocuparse por el colesterol? En vez de buscar una solución al problema de la falta de ejercicio y la dieta poco saludable, nos dan una "píldora mágica".

¡Alerta!

En una edición de 2001 de la revista francesa *Annales De Biologie Clinique*, el Dr. J. Frey hizo la importante pregunta "¿Está involucrado el azúcar en la enfermedad de Alzheimer?" Su respuesta fue "Sí, el azúcar no es la causa de la enfermedad, pero contribuye a la aparición de los síntomas como mareos, resistencia inmunológica disminuida, hipoglucemia, irritabilidad, salpullido, temblores, desórdenes de la función hormonal".

En el caso de un número creciente de personas, los efectos secundarios de la píldora mágica producen síntomas que requieren otra píldora mágica. Y así continuará hasta que usted se dé cuenta de que en el problema está la solución. Y el problema es el estilo de vida. Un estilo de vida poco sano tiene impacto en la enfermedad de Alzheimer, al igual que en todas las enfermedades crónicas en nuestro país.

¿Es posible prevenir la enfermedad de Alzheimer?

El Dr. Majid Foruhi, neurólogo consultor del Centro de Investigación de la Enfermedad de Alzheimer en el Hospital Johns Hopkins, escribió en 2003 el libro *La cura de la memoria* (*The Memory Cure*), en el que presenta un plan de 10 pasos de protección para tener una mejor memoria cuando llegue a los 70 años de edad.

1. Controle su presión arterial
2. Baje sus niveles de colesterol
3. Verifique sus niveles de complejo B y homocisteína

4. Siga una dieta rica en frutas y vegetales, añada un poco de vino
5. Proteja su cerebro de lesiones
6. Revise sus ojos y oídos; agudice sus sentidos
7. Haga ejercicio
8. Estimule su cerebro; úselo o piérdalo
9. Socialice, conviértase en una persona más interesante
10. Tenga cuidado con la depresión y el estrés; sea feliz

Federación estadounidense para la Investigación del Envejecimiento

La Federación Estadounidense para la Investigación del Envejecimiento (American Federation for Aging Research – AFAR) se dedica a la promoción de un envejecimiento más saludable, a través de la investigación biomédica, y ayuda a los científicos a iniciar y proseguir carreras en el campo de la investigación del envejecimiento y la medicina geriátrica; además tiene una lista de factores que pueden causar predisposición, recordándonos que podemos corregir algunos de ellos tales como la dieta y las actividades de esparcimiento, y que no podemos cambiar otros como nuestros genes:

- El consumo moderado de alcohol, de 1 a 6 tragos por semana, disminuye el riesgo
- El consumo excesivo de alcohol, 14 o más tragos por semana, aumenta el riesgo
- El consumo de tabaco aumenta el riesgo
- Una mayor educación disminuye el riesgo
- Las personas casadas tienen menos riesgo
- Una dieta rica en grasas aumenta el riesgo; una rica en frutas y vegetales lo disminuye
- La dedicación a actividades de esparcimiento disminuye el riesgo

Fundación para la Prevención de la Enfermedad de Alzheimer

La Fundación para la Prevención de la Enfermedad de Alzheimer (Alzheimer's Prevention Foundation – APF) piensa que la prevención es posible. La APF es una organización sin ánimo de lucro dedicada a disminuir la incidencia de la enfermedad, que desarrolla investigación clínica y programas de extensión educativa. Sus fundadores creen que el estrés crónico es la causa principal del deterioro cognitivo y que un programa médico integrado puede prevenir y revertir la pérdida de memoria.

La APF ha emprendido una investigación de terapias naturales y alternativas, dado que los investigadores convencionales ignoran en gran medida estas áreas, y busca financiación para varios proyectos: efectos de la meditación sobre el estrés y la reducción y pérdida de memoria; efectos de diferentes regímenes de alimentación en la prevención de la enfermedad de Alzheimer y otras demencias; efectos de los factores nutrición, control del estrés, estilos de vida y balance hormonal en la prevención y tratamiento de la etapa inicial de la enfermedad.

Información esencial

Para reducir el riesgo de contraer la enfermedad, la Sociedad de la Enfermedad de Alzheimer hace las siguientes sugerencias preventivas: no fume, reduzca la sal y las grasas saturadas, haga ejercicio con regularidad, beba alcohol en cantidades moderadas, coma bastantes frutas y vegetales, coma pescado graso una vez a la semana, verifique su presión arterial y sus niveles de colesterol, evite lesiones cerebrales, lleve una vida social activa con intereses externos y aficiones.

De hecho, la APF cree que la nutrición, el control del estrés y los factores estilo de vida y balance hormonal son claves para prevenir alteraciones de la memoria y la enfermedad de Alzheimer. Con base en su investigación y su experiencia clínica, la Fundación considera que las alteraciones cognitivas leves, las alteraciones de la memoria asociadas con la edad y la enfermedad de Alzheimer son condiciones relacionadas que hacen parte de un conjunto, y no desórdenes separados. También cree que dichas condiciones son causadas por un conjunto de factores que interactúan y nunca por un factor único. Los sospechosos son: una dieta pobre, la carencia de nutrientes esenciales, el estrés crónico, la falta de actividad mental y física y factores genéticos.

El Programa de Prevención de la Enfermedad de Alzheimer diseñado por la APF parece ser un enfoque basado en el sentido común que podría aplicarse a la mayoría de las enfermedades crónicas. No depende de una droga o terapia. La Fundación dice que está diseñado para incidir en tantos factores causales como sea posible y que cada uno de sus cuatro componentes es igualmente importante:

1. Dieta
2. Suplementos nutricionales
3. Reducción del estrés y óptima actividad física y mental

4. Drogas farmacéuticas y hormonas

Miremos cada uno de los anteriores en profundidad.

Dieta

Ya hemos mencionado que el cerebro representa solamente una fracción del peso total del cuerpo, cerca del 2%, pero requiere el 20% de la provisión de sangre del cuerpo, el 20% de la provisión de oxígeno y el 65% de la de glucosa. Junto con la abundante provisión de glucosa recibe un conjunto de nutrientes requeridos por el cerebro. Si esos nutrientes no están incluidos en la dieta o los suplementos, el cerebro se ve privado de ellos y puede desarrollar síntomas.

Grasas

Los nutrientes más importantes para el cerebro son los ácidos grasos esenciales; sin embargo, nuestra dieta carece notoriamente de las grasas esenciales que se encuentran en el aceite de linaza, el aceite de oliva y el aceite de pescado, pero en cambio abunda en grasas saturadas, hidrogenadas y grasas trans parcialmente hidrogenadas, que se encuentran en todos los productos horneados comerciales, las margarinas y los alimentos procesados. De acuerdo con el Programa de Prevención de la Enfermedad de Alzheimer de la APF, la primera recomendación dietética es reducir el consumo de grasa al 15 o 20% del total de calorías, sin olvidar que la calidad de las grasas que usted consume es más importante.

Información esencial

En noviembre de 1999, los expertos de la Facultad de Salud Pública de la Universidad de Harvard y del Departamento de Medicina del Women's Hospital de Brigham anunciaron: "Con base en nuestros estimativos más conservadores, concluimos que reemplazar la grasa parcialmente hidrogenada (grasa trans) de la dieta de los estadounidenses con aceites vegetales naturales deshidrogenados permitiría prevenir aproximadamente 30.000 muertes coronarias prematuras al año; la evidencia epidemiológica sugiere que anualmente ocurren 100.000".

Las grasas trans son grasas sólidas producidas artificialmente cuando se calientan aceites vegetales líquidos en presencia de catalizadores metálicos e hidrógeno. Este proceso, llamado hidrogenación parcial, hace que los átomos de carbono se enlacen en una configuración recta y permanezcan sólidos a temperatura ambiente. Los ácidos grasos insaturados naturales contienen átomos de carbono alineados en una configuración curva que tiene como resultado el estado líquido a temperatura ambiente. Las grasas trans pueden ser incluso más nocivas que las grasas saturadas e hidrogenadas porque interfieren la producción de energía en las mitocondrias (fábricas de energía) de las células cerebrales.

Antioxidantes

El 50% del cerebro está compuesto de grasa, haciéndolo vulnerable a ser rancio o, científicamente hablando, a la oxidación. Este hecho hace que los antioxidantes de frutas y vegetales sean el siguiente elemento más importante en una dieta de prevención de la enfermedad de Alzheimer. "Antioxidante" es el término usado para describir una clase de sustancias orgánicas que incluye las vitaminas C, E y A (derivada del betacaroteno), el selenio y los carotenoides. Los carotenoides, de los cuales el más común es el betacaroteno, son pigmentos que les dan color a frutas y vegetales. Al actuar en conjunto como antioxidantes, estas sustancias pueden contribuir efectivamente a prevenir el cáncer, las enfermedades cardiacas y los derrames cerebrales.

En el cuerpo, la tarea de los antioxidantes es neutralizar ciertas partículas llamadas radicales libres. Los radicales libres son átomos o grupos de átomos con un número impar de electrones, que pueden formarse cuando el oxígeno interactúa con ciertas moléculas en el cuerpo. Una vez formados, estos radicales altamente reactivos pueden iniciar una reacción en cadena (muy parecida a la caída en cascada de unas fichas de dominó). Son peligrosos porque pueden dañar el ADN, componentes celulares o membranas celulares. Si esto ocurre por un largo tiempo, las células pueden funcionar defectuosamente o morir, lo que puede producir enfermedades como el cáncer.

Los radicales libres son productos secundarios naturales resultantes de muchos procesos intracelulares e intercelulares. También resultan de la exposición a varios factores externos ambientales tales como el tabaco, el humo y la radiación. Un cierto número de drogas puede aumentar la producción de radicales libres, incluyendo el antibiótico nitrofurantoina, la terapia con esteroides, varias drogas para el cáncer y la sulfasalazina (una sulfa para el tratamiento de la inflamación intestinal). La inhalación de polvo mineral (asbesto, cuarzo, sílice) puede producir lesiones pulmonares parcialmente mediadas por la producción de radicales libres. Adicionalmente, una amplia variedad de agentes ambientales, entre los que se encuentran los contaminantes fotoquímicos del aire (pesticidas, solventes, anestésicos, gases de tubos de escape e hidrocarburos aromáticos), pueden causar daño celular por producción de radicales libres.

Vitamina E

La vitamina E es el antioxidante soluble en grasa más abundante en el cuerpo. Es también uno de los antioxidantes más eficaces. Defiende al cuerpo contra la oxidación y la peroxidación de lípidos (rancidez). Esta vitamina soluble en grasa se encuentra en nueces, semillas, aceites vegetales y de pescado, granos enteros (especialmente germen de trigo), cereales fortificados y duraznos.

Hecho

La Universidad de Tufts estima que el 75% de los adultos no reciben la cantidad de vitamina E diaria recomendada, 15 mg para los hombres y 12 mg para las mujeres. Los hombres reciben 10 mg y las mujeres 7 mg. Los siguientes contenidos le servirán de referencia: 24 almendras = 7,4 mg; 20 avellanas = 4,3 mg; 1 taza de brócoli cocido = 2,6 mg; 1 cucharada de aceite de oliva = 1,7 mg; 1 taza de pimientos rojos = 1 mg; 1 kiwi = 0,9 mg; 5 aceitunas grandes = 0,7 mg; 1 taza de espinaca cocida = 0,6 mg.

Existen ocho tipos de vitamina E, cuatro tocoferoles y cuatro tocotrienoles. Los investigadores pensaban que solamente los alfatocoferoles eran benéficos para el cuerpo. Ahora sabemos que todas las formas son activas, especialmente la mezcla de tocoferoles. La cantidad diaria recomendada en la actualidad es 15 mg para hombres y 12 mg para mujeres; sin embargo, los estudios realizados muestran que los niveles terapéuticos de vitamina E, cerca de 400 mg diarios de una mezcla de tocoferoles, son los más benéficos para el cuerpo.

Vitamina C

La vitamina C es el antioxidante soluble en agua más abundante en el cuerpo. Su acción primaria tiene lugar en el fluido celular y es particularmente eficaz combatiendo la formación de radicales libres causada por la contaminación ambiental y el humo de cigarrillo. Ayuda también a devolver a la vitamina E a su forma activa. El nombre químico de la vitamina C es ácido ascórbico. Es una vitamina soluble en agua presente en las frutas cítricas, los pimientos verdes, el repollo, la espinaca, el brócoli, el melón, el kiwi y las fresas. La cantidad diaria recomendada es de 60 mg.

Betacaroteno

El betacaroteno es un antioxidante soluble en grasa, precursor de la vitamina A (retinol), que se encuentra presente en el hígado, la yema de huevo, la leche, la mantequilla, la espinaca, las zanahorias, la calabaza, el brócoli, la batata, los tomates, el melón, los melocotones y los granos.

Dado que el betacaroteno se convierte en vitamina A en el cuerpo, no existe un requerimiento establecido.

Información esencial

¡La mejor forma de obtener vitaminas y minerales es una dieta saludable bien balanceada! Coma una dieta rica en frutas, vegetales y granos enteros. Si es posible, consuma productos orgánicos para evitar los herbicidas y pesticidas químicos que se encuentran en las frutas y los vegetales cultivados comercialmente y que producen radicales libres en el cuerpo.

El azúcar y el cerebro

El cerebro utiliza el 65% de la glucosa del cuerpo, pero tanto el exceso como la deficiencia de glucosa pueden causar detrimento de la función cerebral. Cuando usted se toma una lata de gaseosa, que contiene diez cucharaditas de azúcar de mesa, el azúcar llega al torrente sanguíneo, que solamente contiene un total de cuatro cucharaditas de azúcar, y el nivel de azúcar en la sangre se eleva excesivamente disparando las alarmas del páncreas y se produce una gran cantidad de insulina para controlar el exceso de azúcar en la sangre.

Parte de esa azúcar es rápidamente dirigido a las células, incluidas las cerebrales, y el resto es almacenado o dirigido a las células grasas. Cuando todo esto ha ocurrido, en más o menos una hora, el nivel de azúcar puede descender de manera dramática. Estas oscilaciones rápidas del azúcar en sangre producen síntomas como la alteración de la memoria y la confusión mental.

Hecho

Los investigadores de la Universidad de Virginia demostraron que el desempeño cerebral se ve afectado en el corto plazo cuando un paciente tiene demasiada azúcar en la sangre. Con un nivel de más o menos 270 de glucosa en sangre, el cerebro empieza a mostrar señales de lentitud. Algo similar sucede cuando el nivel es inferior a 80. El cerebro funciona óptimamente entre esos niveles.

Con una dieta rica en carbohidratos complejos tales como los granos enteros, los tubérculos, las legumbres y pequeñas cantidades de proteína animal, el cuerpo realiza un manejo mucho mejor del azúcar en la sangre, sin utilizar un exceso de insulina, que con una dieta de alimentos refinados y procesados.

La dieta preventiva

El Programa de la Fundación para la Prevención de la Enfermedad de Alzheimer recomienda los siguientes alimentos para nutrir su cerebro:
- Los ácidos grasos omega 3 que se encuentran en el pescado, el aceite de linaza y la espinaca
- Los vegetales de color, ricos en antioxidantes
- Alimentos integrales tales como el arroz, el pan y la pasta integrales, y las legumbres
- Proteínas limpias de carnes orgánicas, pescado, soya y legumbres

Igualmente, el programa aconseja limitar el consumo de los siguientes alimentos que pueden causar daño al cerebro:
- Grasa saturada en exceso (carne, queso y alimentos fritos)
- Grasas trans (margarinas, alimentos horneados, papas fritas y comida rápida)
- Calorías en exceso
- Carbohidratos refinados tales como arroz, pan blancos y galletas

Suplementos nutricionales

El programa de la Fundación para la Prevención de la Enfermedad de Alzheimer recomienda mantener niveles óptimos de nutrientes esenciales para permitirle al cerebro funcionar al máximo de su capacidad, contando con la debida protección contra el daño por oxidación. Para ello, recomienda un buen suplemento multivitamínico que contenga las vitaminas del complejo B: tiamina (B_1), riboflavina (B_2), niacina (B_3), ácido pantoténico (B_5), piridoxina (B_6) y cobalamina (B_{12}). Este suplemento debe contener mínimo 50 mg de vitamina B, exceptuando la B_{12}, que se necesita en menor cantidad (400 - 1.000 microgramos), y además 400 microgramos de ácido fólico.

A continuación, la Fundación recomienda nutrientes específicos para el cerebro. El primero se llama Co-Q10, un poderoso antioxidante importante para la producción de energía en las mitocondrias de las células cerebrales; deben tomarse al menos 100 mg al día. El segundo es la vitamina E, en dosis de 400 a 800 unidades internacionales, para prevenir y tratar la pérdida temprana de memoria. El tercero es el ácido docosahexaenoico, uno de los tres ácidos grasos esenciales omega 3; la mejor fuente alimenticia de este ácido son los peces de agua fría, la dosis es de 100 a 1.000 mg.

Hecho

Un estudio publicado en julio de 2003 en la revista *Archives of Neurology* encontró que los niveles aumentados de ácido docosahexaenoico en la sangre y la ingestión de pescado tres veces a la semana reducían en un 48% el riesgo de contraer la enfermedad de Alzheimer."Estos dramáticos resultados muestran cómo los adultos mayores pueden desempeñar un papel significativo en el cuidado de su salud neurológica". Este estudio sugiere que un bajo aporte de ácido docosahexaenoico en la dieta puede ser un factor de riesgo de la enfermedad de Alzheimer.

El ginkgo biloba es una hierba antioxidante que aumenta el flujo de sangre al cerebro. Se ha demostrado que mejora la memoria de corto plazo en cuestión de unas pocas horas. La Fundación para la Prevención de la Enfermedad de Alzheimer recomienda empezar con una dosis de 120-240 mg distribuidos a lo largo del día.

Reducción del estrés: actividad física y mental

En el capítulo 10 hablamos de la importancia del ejercicio para perder peso, aumentar la fuerza física y reducir el estrés. El ejercicio físico aumenta el flujo de sangre al cerebro, llevándole oxígeno y nutrientes y retirando los productos de desecho. La APF dice que caminar rápidamente treinta minutos al día es todo lo que se necesita para mantener la salud del cerebro.

En octubre de 2000, un estudio publicado en el *Brain Research Bulletin* confirmó lo que se sabía desde mediados de los ochenta: en la enfermedad de Alzheimer, los niveles de cortisol están elevados. El estudio mostró también que los niveles altos de cortisol estaban correlacionados con un acelerado deterioro de los resultados del Miniexamen del Estado Mental (Mini-Mental State Examination – MMSE) obtenidos por un grupo de mujeres mayores por un período de cuarenta meses. Es bien sabido que el estrés crónico aumenta los niveles de cortisol, uno de los principales causantes de la muerte de las células cerebrales. Algunas técnicas populares de reducción del estrés son la oración habitual, la meditación y la autohipnosis. Hablamos también de la necesidad de hacer ejercicio mental, el cual es esencial para la salud del cerebro. Hacer crucigramas, tomar cursos, escribir y leer son actividades que mantienen saludables las células cerebrales.

Hormonas y drogas farmacéuticas

Tres cuartas partes del Programa de Prevención de la Enfermedad de Alzheimer pueden ser llevadas a cabo por usted mismo. Sin embargo, la cuarta parte restante debe ser medida y controlada por su doctor o por un médico neurópata. Un número creciente de médicos toma conciencia de la necesidad de mantener balanceados los niveles de hormonas en el tratamiento de cualquier enfermedad cerebral. La pregnenolona, la dehidroepiandrosterona (DHEA), el estrógeno, la progesterona, la testosterona, la hormona tiroidea y la melatonina son hormonas esenciales para la salud cerebral.

Descenso de los niveles hormonales

Las mediciones de niveles hormonales muestran que alrededor de los treinta años los niveles de la mayoría de estas hormonas empiezan a bajar. La investigación relaciona las señales de envejecimiento con una disminución de los niveles de hormonas. Los niveles hormonales deben ser verificados en sangre y saliva antes de administrar cualquiera de estas hormonas.

¡Alerta!

Un estudio de 574 hombres realizado durante diecinueve años y publicado en la edición del 27 de enero de 2004 de la revista *Neurology* mostró que los hombres que desarrollaron la enfermedad de Alzheimer tenían cerca de la mitad de testosterona que los hombres que no la desarrollaron. En algunos de ellos el descenso del nivel de testosterona se observó diez años antes de que se produjera el diagnóstico.

Terapia de reemplazo hormonal

Por muchos años, las compañías farmacéuticas les han dicho a las mujeres que la terapia de reemplazo hormonal las protegerá de la osteoporosis, las enfermedades cardiacas y la demencia. El Estudio de la Memoria de la Iniciativa para la Salud de las Mujeres (The Women's Health Initiative Memory Study – WHIMS) fue diseñado para averiguar si las hormonas en realidad preservan nuestra memoria. El estudio WHIMS hizo parte de uno más amplio (quince años) financiado por el gobierno estadounidense y centrado en las causas más comunes de muerte y discapacidad en mujeres posmenopáusicas.

En julio de 2002, los investigadores cancelaron la parte del estudio concerniente al uso de estrógeno más progestina, después de encontrar que los riesgos de salud asociados superaban con creces los beneficios. Los resultados del estudio fueron tabulados y, en octubre de 2003, la parte del estudio dedicada a la osteoporosis mostró que había un mayor beneficio derivado de tomar estrógeno más progestina, incluso en mujeres con alto riesgo de sufrir fracturas. La edición de *Circulation* de febrero de 2004 informó que en las mujeres posmenopáusicas saludables el estrógeno combinado con progestina no confería protección contra la enfermedad arterial periférica.

En cuanto a la cuestión de la prevención de las pérdidas de memoria y la disminución de la demencia, que muchos decían sería uno de los resultados de tomar estrógeno y progestina, los resultados del WHIMS publicados el 27 de mayo de 2003 mostraron que en realidad sucedía lo contrario: tomar estrógeno y progestina aumentaba el riesgo de demencia.

Información esencial

A la luz de los nuevos hallazgos sobre la terapia de reemplazo hormonal, muchas mujeres dejaron de renovar sus prescripciones y algunas sufren las oleadas de calor y demás síntomas de la menopausia. Los estudios sobre la hierba de San Juan, el dong quoi, la vitamina E, el magnesio, el calcio, los ácidos grasos omega 3, el aceite de onagra o prímula, y las medicinas homeopáticas pueden tener un lugar en el manejo de los síntomas de la menopausia. Visite un doctor naturópata de su localidad para obtener más información.

Algunos médicos prefieren ignorar los hallazgos del estudio y depender del conocimiento de su paciente para determinar el riesgo de tomar estrógeno y progestina. Sin embargo, la Administración de Drogas y Alimentos de los Estados Unidos (FDA) anunció, el 11 de febrero de 2004, que los productos utilizados para la terapia de reemplazo hormonal que contengan estrógeno o una combinación de estrógeno y progestina deben llevar un rótulo que advierta que tomarlos aumenta el riesgo de demencia. Los empaques de estas hormonas estaban de por sí llenos de advertencias de que la terapia combinada de estrógeno y progesterona está asociada con un riesgo aumentado de infarto, derrame cerebral, formación de coágulos y cáncer de mama.

Capítulo 19
Lo que depara el futuro

La encuesta a individuos de la generación de posguerra (baby boomers) realizada en febrero de 2004 por la Asociación de la Enfermedad de Alzheimer encontró que sólo el 17% de los estadounidenses creen que no se puede hacer nada para reducir el riesgo de contraer la enfermedad, sólo un 18% sienten que no hay nada que hacer una vez la persona la contrae. En cuanto a encontrar una cura, sólo el 29% piensan que la ciencia está a punto de lograr avances más significativos, sólo un 24% creen que se encontrar una cura durante su tiempo de vida. ¿Qué se puede hacer para cambiar esas percepciones?

Tratamientos actuales

En las décadas pasadas, sólo cinco medicamentos habían sido aprobados para el tratamiento de la enfermedad de Alzheimer:

- Tacrina (Cognex): aprobada en 1993
- Donepezil (Aricept): aprobada en 1996
- Rivastigmina (Exelon): aprobada en 2000
- Galantamina (Reminyl): aprobada en 2001
- Memantina (Namenda): aprobada en 2003

Sólo cuatro de estos medicamentos son de uso común, porque los efectos secundarios son usualmente intolerables, como en el caso de la Tacrina, que causa daños en el hígado. Exceptuando la Memantina, todos son inhibidores de la colinesterasa, que impide la descomposición de la acetilcolina, un neurotransmisor mayor de la memoria y el pensamiento. Como estos medicamentos no curan la enfermedad de Alzheimer y sólo ayudan a demorar su avance, se realiza una búsqueda a gran escala de tratamientos más efectivos.

Aparte del descrito, los únicos tratamientos existentes son drogas para tratar los síntomas de comportamiento y los estados de ánimo. Estos desempeñan un rol significativo en el tratamiento de la enfermedad de Alzheimer, pero son ayudas sintomáticas que no actúan en la raíz del problema que causa la enfermedad.

Un informe de la Asociación Médica Estadounidense (American Medical Association – AMA), presentado el 7 de junio de 2001, hablaba sobre el gran número de cursos posibles de investigación que se siguen en la batalla contra la enfermedad de Alzheimer. Dichas líneas de investigación incluyen estudios que muestran cómo el sistema inmune puede ser entrenado para barrer la placa amiloidea, nuevas drogas llamadas factores neurotrópicos que pueden prevenir la muerte de las células nerviosas y nuevas drogas que previenen la formación de ovillos fibrilares en el cerebro.

Vacunas para eliminar la placa amiloidea

Se habla mucho de una vacuna para la enfermedad de Alzheimer, como una forma de entrenar al sistema inmune para digerir y remover la placa amiloidea. En julio de 2000, un esperanzador boletín del Reino Unido informó que se vislumbraba en el horizonte una vacuna para la enfermedad y que esta era "segura de usar". Los investigadores realizaron una prueba clínica con 100 personas y los resultados se consideraron altamente esperanzadores porque parecía no haber reacciones negativas en las primeras pruebas.

Información esencial

En su edición de marzo de 2004, la revista *Alzheimer's Disease and Associated Disorders Journal* informó acerca de la investigación con una nueva vacuna experimental. El Dr. Sam Gandy, del Instituto Farber para las Neurociencias (Farber Institute for Neurosciences), encontró que "La vacunación con [la proteína] amiloidea genera una respuesta inmune que estimula la eliminación de [la proteína] amiloidea del cuerpo". El Dr. Gandy es profesor de neurología, bioquímica y farmacología molecular, y vicepresidente del Consejo Consultor Científico de la Asociación de Alzheimer (Alzheimer's Association Scientific Advisory Council).

La vacuna es una forma sintética de la proteína beta-amiloidea natural, la cual es la sustancia principal presente en las placas. Cuando la vacuna es inyectada en ratones, las células del sistema inmune del cerebro atacan la proteína amiloidea de la vacuna y esa respuesta se extiende a la proteína de las placas amiloideas. El ataque tiene como resultado la ruptura de la proteína amiloidea y los desechos son retirados mediante los mecanismos normales del cerebro.

Interrupción de las pruebas con la vacuna

En enero de 2002, el nivel siguiente de las pruebas de la vacuna sufrió un revés cuando se expuso un efecto secundario que ponía la vida en riesgo. Cerca de 15 de los 360 sujetos de la prueba sufrieron de inflamación cerebral severa, en marzo de 2002 la investigación fue cancelada.

A un sujeto que murió como consecuencia de una caída no relacionada se le practicó una autopsia. Cuando su cerebro fue examinado se encontró que había menos placas que en los pacientes que no recibieron la vacuna. Pero había inflamación cerebral significativa y una inusual colección de células del sistema inmune, llamadas células T, las cuales no se encuentran normalmente en el cerebro. Estas células inmunes pudieron haber causado la inflamación y el daño cerebral encontrados en la autopsia.

Reanudación de la investigación de la vacuna

En octubre de 2002, la compañía que producía la vacuna dijo que ya tenía suficiente evidencia de que se formaban anticuerpos apropiados en respuesta a la vacuna amiloidea y que un número significativo de personas que participaban en las pruebas clínicas había mejorado. Por lo tanto, decidieron modificar la vacuna para superar el problema de la inflamación e iniciaron nuevos ensayos clínicos. Los críticos de la vacuna dicen que no existe prueba de que eliminar las placas disminuya los síntomas de la enfermedad de Alzheimer.

Factores neurotróficos

Los factores neurotróficos comprenden una familia de proteínas consideradas responsables del crecimiento y la supervivencia de las neuronas durante el desarrollo, así como del mantenimiento de las neuronas adultas a lo largo de la vida. *Neuro* significa "nervio" y *trophos* significa "nutrir". Durante varias décadas, los científicos creyeron que, a diferencia de otras células del cuerpo, las células del sistema nervioso central no podían regenerarse. Eso significaba que si las células nerviosas se dañaban por una lesión en la cabeza o por condiciones como la enfermedad de Alzheimer, estas morirían y no serían reemplazadas. Nosotros pensábamos que teníamos un número limitado de células nerviosas que durarían toda la vida.

La investigación muestra que los factores neurotróficos pueden hacer que las neuronas dañadas regeneren los procesos de sus dendritas en tubos de ensayo y en animales. Este descubrimiento representa una importante posibilidad de investigación de desórdenes cerebrales como la enfermedad de Alzheimer, la enfermedad de Parkinson y la enfermedad de Lou Gehrig. Se desarrollan formas para reforzar la capacidad de los factores neurotróficos para inducir la regeneración de las neuronas dañadas por la enfermedad de Alzheimer y mejorar sus síntomas neurológicos. En el proceso, cientos de preguntas tendrán que ser respondidas y ello requerirá años de investigación. Si bien habrá respuestas en el futuro, en el horizonte inmediato no se vislumbra nada para el tratamiento de la enfermedad de Alzheimer.

Drogas que previenen la formación de ovillos fibrilares

La edición de julio de 2002 de la revista *European Journal of Biochemistry* afirmó que las drogas que inhiben e interrumpen la formación de ovillos eran obtenidas de otras que ya estaban en el mercado para otras enfermedades. Por ejemplo, la quinacrina es un agente antimalárico y la clorpromazina es usada para tratar la esquizofrenia. Ambas son investigadas como posibles tratamientos de la enfermedad de Creutzfeldt-Jakob y podrían ser prometedoras como posible tratamiento de la enfermedad de Alzheimer. Otros bloqueadores de las formaciones fibrilares de proteína amiloidea citados en la revista son las drogas anticancerígenas y antibióticas, la nicotina y la melatonina.

Investigación médica

Una revisión del tratamiento farmacológico de la enfermedad de Alzheimer, publicada en la revista *Fundamental & Clinical Pharmacology* por el Dr. Allain y colegas, cita las siguientes"vías principales de acceso al descubrimiento de drogas para la enfermedad de Alzheimer":

* Terapia de suplementos
* Compuestos antiapoptóticos
* Sustancias con impacto mitocondrial
* Sustancias antiproteína amiloidea
* Agregación de antiproteína
* Drogas reductoras de los niveles de lípidos

Hemos descrito la vacuna antiamiloidea y las drogas antiproteína o antiovillos, lo cual, de acuerdo con el Dr. Allain, deja otras cuatro vías de investigación de drogas. La terapia de suplementos procede según los lineamientos para nutrientes explorados en los capítulos 9 y 19; sin embargo, esta no recibe usualmente el mismo nivel de financiación que las drogas patentadas. Las drogas reductoras de los niveles de lípidos han probado, hasta el momento, ser inefectivas cuando se administran con el único propósito de prevenir la enfermedad de Alzheimer. Nos queda revisar los compuestos antiapoptóticos y las sustancias con impacto mitocondrial.

Compuestos antiapoptóticos

La edición de noviembre de 1999 de la revista *Mechanisms of Ageing and Development* revisó la evidencia relativa a que el Deprenyl es un neuroprotector que suprime la apoptosis inducida por ciertos radicales libres. En estudios con animales se encontró que el Deprenyl protegía las células incluso después de suspender el medicamento, lo cual sugiere que podría reprimir el programa de muerte apoptótica. Estos hallazgos dieron lugar a considerar la posibilidad de que el Deprenyl pueda demorar el deterioro de las neuronas en proceso de envejecimiento, así como el daño neuronal de desórdenes neurodegenerativos como la enfermedad de Alzheimer.

¡Alerta!

Los investigadores estudiaron sustancias llamadas "potenciadores cognitivos", "drogas inteligentes" o "nootrópicas", las cuales pueden mejorar las habilidades mentales (en griego, *noos* significa "mente" y *tropos* significa "ir hacia"). Aunque hay muchas compañías que producen bebidas inteligentes, barras de energía inteligentes y suplementos de dieta que contienen ciertos químicos "inteligentes", aún esperamos pruebas científicas.

Una publicación de noviembre de 2001 incluida en la revista *European Journal of Pharmacology* indicó que el Deprenyl protege las neuronas del daño oxidativo al tiempo que mantiene el potencial de la membrana mitocondrial, con un efecto positivo en las proteínas antiapoptóticas. Los autores concluyeron que el Deprenyl reduce el número de células nerviosas dañadas y hace que sean menos susceptibles a daños oxidativos.

Estudios humanos y Deprenyl

Un informe sobre el Deprenyl incluido en Cochrane Database of Systematic Reviews, versión de 2000, encontró sólo quince ensayos clínicos. Todos medían los efectos cognitivos de la droga y doce medían efectos en el comportamiento y los estados de ánimo. Ocho ensayos indicaron algunos efectos beneficiosos en el tratamiento de deficiencias cognitivos y tres mostraron resultados beneficiosos en el tratamiento de estados de ánimo y comportamiento.

La conclusión del revisor es que, a pesar de cierta evidencia beneficiosa, aún no hay suficiente evidencia que apoye su uso rutinario. Una segunda Revisión Cochrane del Deprenyl (2003) encontró que el uso de esta droga en el tratamiento de la enfermedad de Alzheimer era objeto de controversia, pocos doctores lo recetaban y su uso no había sido aprobado en Europa y otras partes del mundo.

En esta revisión, se incluyeron diecisiete ensayos. El revisor encontró que si bien el Deprenyl parecía inicialmente un agente neuroprotector prometedor, los resultados del ensayo clínico fueron decepcionantes. Parece ser una droga relativamente segura, sin efectos adversos significativos, pero con muy pocos beneficios clínicos. La conclusión más dura del revisor fue que "parecería que no hay justificación, por lo tanto, para usarla en el tratamiento de personas con la enfermedad de Alzheimer, ni para [realizar] ningún estudio posterior de su eficacia en el tratamiento de la enfermedad de Alzheimer".

Las mitocondrias y la enfermedad de Alzheimer

En julio de 2000, investigadores de la Universidad de Virginia publicaron sus hallazgos en la revista *Annals of Neurology*, los cuales ligaban las señales distintivas de la enfermedad de Alzheimer con el daño y la muerte de las células cerebrales con anormalidades en los genes mitocondriales. Las mitocondrias son el sitio donde se produce la energía de las células. Descienden de bacterias primitivas y contienen pequeños fragmentos de ADN circular que se transmiten de madres a hijas. Investigaciones previas habían mostrado que las anormalidades de los genes mitocondriales están asociadas con enfermedades cerebrales raras. Este estudio amplió el alcance de dichas anormalidades a la enfermedad de Alzheimer.

Información esencial

La función principal de las mitocondrias es el ciclo de Kreb, el cual permite obtener el máximo número posible de electrones a partir del alimento que ingerimos. Estos electrones son usados (en forma de iones de hidrógeno) para impulsar bombas que producen adenosina trifosfato (ATP), la fuente de energía requerida por el cuerpo para el movimiento, el transporte, la entrada y salida de productos y la división celular; básicamente todo.

El neurólogo James Bennett, investigador principal, cree que la deposición de proteína amiloidea anormal en el cerebro de pacientes de la enfermedad de Alzheimer es causada por genes defectuosos. Su equipo encontró que los genes mitocondriales defectuosos causan un aumento del estrés oxidativo, el cual lleva a la activación de caminos de muerte celular, a un exceso de secreción amiloidea y a la formación de las placas.

Relacionar la posible causa de la formación de placas amiloideas con defectos de los genes mitocondriales abrió la puerta a nuevas investigaciones en busca de drogas que reduzcan el estrés oxidativo en las mitocondrias. Sin embargo, existen varios suplementos antioxidantes, tales como las vitaminas C y E y el betacaroteno, que deberían ser probadas al respecto.

Una investigación de los genes en sí mismos es un estudio, publicado en la revista *Neurology* (10 de febrero de 2004), realizado con 1.036 individuos de 266 familias residentes en su mayor parte en la República Dominicana y en Puerto Rico. Estas familias fueron escogidas por tener dos o más miembros con la enfermedad de Alzheimer. Los participantes fueron examinados para evaluar su memoria, atención, razonamiento abstracto, lenguaje y función visual-espacial. Después de considerar los factores edad, educación e inteligencia general, los investigadores encontraron que cerca de la mitad de la capacidad de memoria de los sujetos del estudio era resultado de factores genéticos.

Avances en el tratamiento farmacológico de la enfermedad de Alzheimer

En los años por venir seguiremos oyendo acerca de los últimos hallazgos de la investigación. El objeto de la investigación que describiremos a continuación es una droga aclamada como un gran avance aunque apenas se encuentra en las primeras etapas de investigación. Con frecuencia vemos titulares como el que encabeza esta sección, para luego enterarnos de que la droga todavía se encuentra en la etapa de "ensayo"; de los cientos de drogas sometidas a pruebas, sólo una modesta cantidad llega al mercado.

Esa es la razón por la cual financiar la investigación es importante y es también la razón por la cual hacer todo lo que esté a su alcance para mejorar su dieta y su estilo de vida es importante. Puede ser muy difícil encontrar la píldora mágica.

Una droga del cáncer para la enfermedad de Alzheimer

Los laboratorios del Centro Fisher para la Investigación de la Enfermedad de Alzheimer (Fisher Center for Alzheimer's Research) de la Universidad de Rockefeller en New Cork informan que Gleevec, una nueva droga usada con éxito para la leucemia y el cáncer del estómago, podría resultar útil en la búsqueda de tratamientos efectivos para la enfermedad de Alzheimer. Un estudio que apareció el 29 de septiembre de 2003 en la publicación *Proceedings of the National Academy of Sciences* informa acerca de estos hallazgos.

La droga disminuyó la producción de la proteína cerebral tóxica llamada beta-amiloidea, factor crítico del daño cerebral que se presenta en la enfermedad de Alzheimer. Paul Greengard, Ph.D., laureado en el 2000 con el Premio Nobel de Fisiología o Medicina, Director del Centro Fisher para la Investigación de la Enfermedad de Alzheimer y los miembros de su laboratorio fueron los primeros en demostrar que el estrógeno y la testosterona pueden bajar los niveles de la proteína beta-amiloidea.

Hecho

En la leucemia mieloide crónica el cuerpo produce glóbulos blancos anormales debidos a un daño del ADN, que cambia un cromosoma, a su vez éste produce una proteína anormal que le envía al cuerpo señales para producir células anormales. La droga Gleevec parece interferir la proteína anormal, lo que impide que el cuerpo siga produciendo glóbulos blancos anormales.

Las etapas preliminares de las pruebas

Las pruebas se realizan en cultivos de células cerebrales de ratas, la droga no ha sido probada todavía en cerebros humanos. Probablemente, la droga Gleevec no será usada en forma de pastillas porque no podría llegar al cerebro. Sin embargo, puede ser modificada para permitirle penetrar al cerebro. El Dr. Greengard cree que descubriendo la forma como Gleevec escoge la proteína beta-amiloidea como blanco, podría existir la posibilidad de desarrollar medicamentos que lleguen al cerebro y produzcan una reducción similar o mejor de los efectos de la proteína.

El futuro de las dietas y los suplementos

"Una manzana al día puede mantener alejada la enfermedad de Alzheimer" es el mensaje que envía el estudio del Dr. Thomas Shea, publicado en la revista *Journal of Nutrition Health and Aging* en su edición de marzo de 2004. Debido a sus efectos antioxidantes, el jugo de manzana protege el cerebro del daño oxidativo, principal factor de los desórdenes cerebrales asociados con la edad. El Dr. Shea encontró que las manzanas mejoraban la memoria y el aprendizaje de un grupo de ratones.

En la reunión anual de 2004 de la Asociación Americana para el Avance de la Ciencia (*American Association for the Advancement of Science*), el Dr. Mark Mattson presentó un estudio que publicó en marzo del mismo año en las Memorias de la Academia Nacional de las Ciencias. Él y su equipo de investigación encontraron que las grasas presentes en las neuronas desencadenan el proceso degenerativo que conduce a la enfermedad de Alzheimer. El colesterol y otras grasas que se acumulan en el cerebro parecen disparar una "cascada de neurodegeneración". A medida que se hacen rancias, las grasas destruyen las neuronas a su alrededor, lo que causa la enfermedad de Alzheimer.

El Dr. Mattson explicó que "habíamos sospechado que los cambios en el metabolismo de las grasas ocurridos en las membranas de las células nerviosas desempeñaban un papel importante en la enfermedad de Alzheimer, pero no habíamos podido establecer una relación directa. Con este estudio hemos podido ilustrar cómo las alteraciones de los lípidos de la membrana pueden llevar a la disfunción y la muerte neuronal".

El estudio da crédito, además, al uso de antioxidantes tales como la vitamina C, la vitamina E, el betacaroteno y el selenio. Al usar vitamina E en ratones, el grupo del Dr. Mattson mostró que este antioxidante redujo el nivel de colesterol en las neuronas, lo cual tuvo como resultado que menos neuronas fueran destruidas.

El Dr. Mattson concluyó: "Nuestro trabajo sugiere que las modificaciones de la dieta y las drogas que inhiben la acumulación de […] colesterol pueden demostrar ser efectivas en la supresión de procesos que conducen a la enfermedad".

La profesora Elaine Perry, de la Universidad de Newcastle upon Tyne en el norte de Inglaterra, les informó a los asistentes a una conferencia médica de psiquiatría de la vejez realizada en febrero de 2004 que los extractos de salvia y bálsamo de melisa habían producido resultados prometedores en estudios de mejoramiento de la memoria y el comportamiento de pacientes con la enfermedad de Alzheimer.

La doctora Perry dijo: "En pruebas controladas con voluntarios normales, ambos extractos mejoraron la memoria; el bálsamo de melisa mejoró el estado de ánimo, disminuyendo la agitación y mejorando la calidad de vida de las personas con enfermedad de Alzheimer". Agregó, además, que "los extractos de salvia y bálsamo de melisa ameritan claramente ser investigados como potenciales tratamientos".

La quelación y la enfermedad de Alzheimer

La Federación Estadounidense para la Investigación del Envejecimiento ha informado sobre el efecto de los metales en la enfermedad de Alzheimer. Aparentemente, las placas amiloideas que se acumulan en cantidades significativas en el cerebro de los enfermos alojan átomos de zinc, cobre y hierro al interior de su estructura. Los investigadores han planteado la teoría de que los metales pueden ser la clave del daño cerebral propio de la enfermedad y, posiblemente, de su tratamiento.

Esto podría ocurrir porque metales como el zinc, el cobre y el hierro pueden reaccionar con el oxígeno produciendo radicales libres que causan daños al ADN y la proteína, y están involucrados en la formación de las placas amiloideas. El cobre puede promover la producción de radicales libres; sin embargo el zinc tiene propiedades antioxidantes que protegen del daño causado por los radicales libres, pero si está presente en grandes cantidades, puede actuar como un radical libre.

En la Facultad de Medicina de la Universidad de Harvard (Harvard Medical School), la Universidad de Melbourne y Prana Biotechnology Ltd. (Australia) ha investigado con ratones proclives a desarrollar la enfermedad de Alzheimer, a los cuales se les suministra drogas quelantes que capturan el cobre y lo retiran del cuerpo. Estas nuevas drogas que atrapan metales "fundieron" con efectividad las placas amiloideas en ratones vivos en sólo nueve semanas.

El 15 de diciembre de 2003, las noticias médicas de WebMD informaron acerca de un novedoso enfoque usado en el tratamiento de varios casos severos de la enfermedad de Alzheimer, que aparentemente promete ser excelente.

La edición de diciembre de 2003 de la publicación *Archives of Neurology* informó que la terapia de quelación de metales pesados, que busca retirar los metales del cuerpo, redujo los niveles de la proteína amiloidea anormal que está presente en el cerebro de personas con la enfermedad de Alzheimer. Roger N. Rosenberg, médico editor de la publicación, opinó que la terapia de quelación puede convertirse en un nuevo y prometedor tratamiento para la enfermedad de Alzheimer.

Clioquinol

El Clioquinol, una droga antibacteriana, antiparasitaria y antidiarreica, es además quelante de metales. Los investigadores han encontrado que reduce los niveles de proteína amiloidea en personas con formas moderadamente severas de la enfermedad de Alzheimer; piensan que los niveles bajos de esta proteína en la sangre pueden ser indicadores de niveles también más bajos de la misma en el cerebro y posiblemente de un progreso más lento de la enfermedad.

Dado que los tratamientos de quelación retiran los metales pesados, puede ser que estos impidan que el cobre y el zinc se enlacen con la proteína amiloidea, disolviéndola y previniendo su acumulación.

¡Alerta!

Entre 1957 y 1970 se desató en el Japón una epidemia de una enfermedad asociada con debilidad, parálisis y ceguera, llamada SMON. Se demostró que la enfermedad era causada por el Clioquinol usado para la diarrea. Desde entonces solamente se han reportado efectos neurotóxicos en casos de sobredosis de la droga. Los historiadores médicos sospechan que debió existir un factor adicional involucrado en el caso de la epidemia.

En este estudio los investigadores compararon los efectos del Clioquinol con los de un placebo, en un grupo de treinta y seis personas con formas moderadamente severas de la enfermedad de Alzheimer. La mitad de los pacientes recibieron dosis de la droga dos veces al día y a los restantes se les administró el placebo. Al final del estudio, se observó que no sólo había ocurrido un descenso en los niveles de proteína amiloidea en la sangre, sino que los pacientes que habían tomado Clioquinol obtuvieron mejores resultados en las pruebas de funcionamiento mental y experimentaron muy pocos efectos secundarios.

La otra cara de la quelación

Los investigadores que piensan que la causa subyacente de la enfermedad de Alzheimer es la acumulación de proteína beta-amiloidea también consideran que este estudio prueba su teoría. La quelación de la proteína tiene como resultado el mejoramiento de la función mental. Sin embargo, el Dr. Boyd Haley contempla la otra cara del argumento y sugiere que los elementos retirados del cerebro mediante la quelación son el cobre, el zinc y el mercurio (presente en las calzas de los dientes) alojados en las placas amiloideas, y que retirar estos metales sólo produce el mejoramiento de la función cerebral.

Un viaje personal

El señor Tom Warren se convirtió en su propio experto en cuestiones tales como la quelación y las calzas dentales tras haber sido diagnosticado con la enfermedad de Alzheimer. Como base de sus investigaciones tenía una escanografía CT (tomografía computarizada) que mostraba una atrofia cerebral consistente con la enfermedad. El señor Warren investigó mucho por su cuenta, ensayó numerosas terapias, incluyendo la terapia de quelación, y se hizo retirar las calzas de mercurio. Después de cuatro años estaba libre de síntomas y su escanografía CT era normal. Finalmente, para ayudar a otros a encontrar su camino, escribió el libro *Beating Alzheimer's: A Step Towards Unlocking the Mysteries of Brain Diseases* (*Derrotando la enfermedad de Alzheimer: Un paso hacia el descubrimiento de los misterios de las enfermedades cerebrales*).

Hecho

En el proceso de quelación una molécula quelante soluble en agua, como la EDTA (ácido etilendiaminotetraacético), envuelve una molécula de metal pesado soluble en grasa que se encuentra relativamente atrapada en los tejidos grasos del cuerpo. El cuerpo requiere trazas de cerca de setenta metales beneficiosos, pero existen doce metales pesados venenosos que interfieren los sistemas enzimáticos del cuerpo y su metabolismo; entre estos se encuentran los siguientes: plomo, mercurio, aluminio, arsénico, cadmio y níquel.

El futuro del diagnóstico

No existen actualmente herramientas baratas de exploración para diagnosticar una predisposición a la enfermedad de Alzheimer, ni siquiera para diagnosticarla en sus etapas tempranas. Los investigadores buscan posibles marcadores biológicos susceptibles de ser identificados en sangre, orina o fluido espinal, y los psicólogos diseñan pruebas cognitivas más sensibles, para detectar cambios leves de la memoria que podrían estar asociados con el desarrollo de la enfermedad de Alzheimer.

Las técnicas de diagnóstico mediante imágenes, tales como la resonancia magnética y las escanografías TEP (tomografía por emisión de positrones), también son probadas en términos de su precisión como herramienta de diagnóstico de la enfermedad de Alzheimer. Sin embargo, los costos de su utilización como herramientas exploratorias pueden ser prohibitivos. Las escanografías TEP pueden ser utilizadas para diagnosticar la enfermedad en sus comienzos. Se utilizan en pruebas clínicas para evaluar el efecto que tienen varias drogas (antiinflamatorios, vitaminas C y E, betacaroteno) en el envejecimiento del cerebro.

Todos los días se publican informes de investigaciones y comunicados de prensa que alimentan nuevas esperanzas en la batalla contra la enfermedad de Alzheimer. Parte de la inquietud en torno a una enfermedad como esta es que parece no tener remedio. Cuando uno oye que no tiene cura es apenas natural darse por vencido. Sin embargo, mientras los científicos buscan "la cura", usted debe tomar conciencia de que existe suficiente información sobre tratamientos y acciones preventivas que puede emprender ahora mismo, por usted o por un ser querido. El hecho es que sí hay algo que puede hacer para encender una llama de propósito y esperanza. Descubrirá que poner su mente a trabajar en busca de una solución es una de las mejores maneras de repeler la enfermedad.

Apéndice A
Bibliografía

Bell, Virginia, and David Troxel. *The Best Friend Approach to Alzheimer's Care*. (Health Professions Pr, 2003).

Berman, Claire. *Caring for Yourself While Caring for Your Aging Parents: How to Help, How to Survive*. (Owl Books, 2001).

Brackey, Jolene. *Creating Moments of Joy for the Person with Alzheimer's or Dementia: A Journal for Caregivers*. (Purdue University Press, 2000).

Castelam, Michael, et al. *There's Still a Person in There: The Complete Guide to Treating and Coping with Alzheimer's*. (Perigee, 2000).

Coste, Joanne Koenig. *Learning to Speak Alzheimer's: A Groundbreaking Approach for Everyone Dealing with the Disease*. (Houggton Mifflin Company 2003).

DeBaggio, Tomas. *Losing My Mind: An Intimate Look at Life with Alzheimer's*. (Free Press, 2002).

Dowling, James R. *Keeping Busy: A Handbook of Activities for Persons with Dementia*. (Johns Hopkins University Press, 1995).

Fitzray, B. J. *Alzheimer's Activities: Hundreds of Activities for Men and Women with Alzheimer'Disease and Related Disorders*. (Rayve Productions, 2001).

Kun, Daniel, and David A. Bennett. *Alzheimer's Early Stages: First Steps for Family, Friends, and Caregivers*. (Hunter House, 2003).

Loverde, Joy. *The Complete Eldercare Planner, Second Edition: Where to Start, Which Questions to Ask, and How to Find Help*. (Three Rivers Press, 2000).

Mace, Nancy L., and Peter V. Rabins. *The 36-Hour Day: A Family Guide to Caring for Persons with Alzheimer's Disease, Related Dementing IIInesses, and Memory Loss in Later Life*. (Warner Books, 2001).

Marcell, Jacqueline. *Elder Rage, or Take My Father…Please!: How to Survive Caring for Aging Parents*. (Impressive Press, 2001).

Petesen, Ronald C., M.D. (Editor) *Mayo Clinc on Alzheimer's Disease*. (Mayo Clinic, Kensington Pub Corp, 2002).

Shenk, David. *The Forgetting: Alzheimer's: Portrait of an Epidemic*. (Anchor, 2003).

Sheridan, Carmel. *Failure Free Activities for the Alzheimer's Patient*. (Elder Books, 1997).

Strauss, Claudia J. *Talking to Alzheimer's: Simple Ways to Connect When You Visit with a Family Member or Friend*. (New Harbinger Publications, 2001).

Apéndice B
Preguntas para el hogar geriátrico

Tomado de www.thirdage.com

¿El personal responde con prontitud cuando se le pide ayuda?

¿Participan los residentes en actividades diversas?

¿Cuáles son los costos básicos? ¿Cuáles son los costos adicionales como lavandería, vendajes, salón de belleza?

¿Cómo controlará el personal el cuidado de su ser querido?

¿Existe una proporción adecuada entre el personal y la cantidad de residentes?

¿Se respeta la privacidad?

¿Hay un trabajador social calificado en el equipo?

¿El hogar tiene contactos con grupos comunitarios, como grupos de terapia con mascotas o los Scouts?

¿El residente o su familia participan en el desarrollo del plan de cuidados?

¿Hay agua fresca al lado de la cama?

¿Cuántos residentes comparten un baño? ¿Los baños tienen barandas o agarraderas para el inodoro y en las áreas de baño? ¿Hay un timbre de llamada en el interior del baño?

¿Quién planea las comidas? ¿Cómo se manejan las dietas con requerimientos especiales?

¿Qué medidas se toman para tener en cuenta las preferencias religiosas?

¿Existe un consejo de familiares de los residentes? ¿Cuándo se reúne y quién lo coordina?

¿Hay un médico disponible en caso de emergencia?

¿Cuál es el proceso de facturación? ¿Se informará cuando haya un cambio?

¿Cómo se maneja el lavado de la ropa personal? ¿Tendrá que hacerlo usted?

¿Existe un sistema de protección para los pacientes que deambulan?

Índice

Irritabilidad 29, 96, 98-100, 107, 112, 114, 121, 162, 237

L

Lípidos cerebrales 139-140
Lista de control 86-87
Llagas 210-212

M

Magnesio 37, 57, 75-76, 132, 136, 138, 247
Masajes 156, 165, 186
Mascotas 101, 169, 201, 204, 265
Medicamentos para dormir 122
Medicamentos para la agitación 121
Médicos
    Cuándo llamarlos 101
    Neurólogo 61
    Sentirse a gusto 66
    Visitas médicas de rutina 208
Mercurio 36, 44-46, 215-216, 260-261
MRI (Imagen de resonancia magnética)
    Diagnóstico temprano 63
    Futuro diagnóstico 261

N

Namenda (Memantina) 117-118, 135, 250
Naproxeno 119, 210
Negación 85
Negociación 85
Neurólogo 61
Neurotransmisores 33, 36, 54, 112, 117, 137, 139, 191, 250
Nootrópicos 136, 254
NPH 53
Nutracéuticos 132-135
Nutrientes antiinflamatorios 135
Nutrientes esenciales 136-138, 239, 244

O

Omega 3 132, 136, 138, 140, 244-247

P

Paranoia 105, 108-109, 193
Peligros en el baño 190
Perros, servicios 169, 201
Pescado 98, 133, 137-138, 209, 239, 240, 242, 244-245
Placa amiloidea 38-39, 181, 250
Precauciones en el hogar
    Baño 179
    Cocina 179
    Incendios y seguridad eléctrica 181
    Puertas, ventanas y escaleras 180
Prednisona 118, 210
Premarin 120
Prempo 121
Prevención de la enfermedad
    Conciencia 236
    Dieta 240
    Estilo de vida 237
    Hormonas y drogas 246
    Reducción del estrés 245
Progestina 121, 247-248
Proteína beta-amiloidea 18, 25, 38, 40, 45-46, 120, 143, 251, 253, 255-257, 259-260
Proteína tav 18, 40, 45
Pruebas clínicas 122-123

Q

Quelación 258-260

R

Rabia 166
Radicales libres 26, 36-37, 41, 43, 82, 132, 133, 142, 241-243, 253, 258, 259
Reminyl 112, 115-116, 250